人体经筋病治疗
与扳机点图解

主编　钟士元

中国盲文出版社

图书在版编目（CIP）数据

人体经筋病治疗与扳机点图解：大字版 / 钟士元主编. —北京：中国盲文出版社，2020.5
ISBN 978-7-5002-9654-6

Ⅰ.①人… Ⅱ.①钟… Ⅲ.①经筋—穴位疗法—图解 Ⅳ.①R245.9-64

中国版本图书馆 CIP 数据核字（2020）第 066790 号

本书由广东科技出版社有限公司授权中国盲文出版社在中国大陆地区出版发行大字版。

人体经筋病治疗与扳机点图解

编　　者：	钟士元	
责任编辑：	韩明娟　陈淑燕	
出版发行：	中国盲文出版社	
社　　址：	北京市西城区太平街甲 6 号	
邮政编码：	100050	
印　　刷：	东港股份有限公司	
经　　销：	新华书店	
开　　本：	787×1092　1/16	
字　　数：	144 千字	
印　　张：	15	
版　　次：	2020 年 5 月第 1 版　2020 年 5 月第 1 次印刷	
书　　号：	ISBN 978-7-5002-9654-6/R · 1250	
定　　价：	60.00 元	
销售服务热线：	（010）83190520	

编委会

主编简介

钟士元，广州市市政医院康复科主任，中医骨科副主任中医师，广州中医药大学兼职副教授，香港中医骨伤学院副院长，广州市越秀区名中医。从事中医骨伤科工作40年、医学教育15年。1985年毕业于广州中医学院。现任广东省推拿学会委员，广州医学会康复分会常委，美国加州中医师联合总会学术顾问，美国中医跌打伤科协会名誉顾问，香港中医骨伤学院客座教授。自1984年起师从在国内首先提出"脊椎病因"理论、主编《脊椎病因治疗学》的魏征教授、龙层花教授，从事脊柱相关疾病及中医骨伤科治疗。1995年到美国参加第二届世界传统医学大会，发表论文《治疗足副舟骨损伤153例》并获"超人杯"奖。曾先后发表医学论文43篇。其中《骨盆旋移综合征》一文，除被国内刊物引用外，还被日本 *Manipulation* 杂志翻译后全文刊登（2005年5月20日）。

主编《脊柱相关疾病治疗学》（广东科技出版社出版），该书现已出第3版共9次印刷，阅读该书后，到笔者所在医院参观、进修学习的，除了医生外，还有研究生和博士生。他们当中有的来自内地，也有的来自港澳台地区和美国、加拿大、澳大利亚、英国、新加坡、印度尼西亚等。

副主编《龙层花颈椎病防治》、《龙层花腰骶椎防治》（香港商务印书馆出版）、《现代家庭保健技巧与禁忌》、《指压腧穴瘦身法》4本书和《脊柱、胸腹反射区诊治挂图》（辽宁科学技术出版社）。参编书2本。

目前是广东省和广州市科普作家协会的科普作家，在《健康报》《中国人口报》《羊城晚报》《广州日报》《家庭医生》《大众医学》等报刊发表医学科普文章1200余篇，曾被《广州日报》喻为"广州科普界较多产的作家"。

受广州中医药大学、广州医学院康复治疗学（本科）、香港中文大学中医学院、香港中医骨伤学院外聘任教。担任继续教育项目负责人，仅在2011年就主办了15个脊柱相关疾病治疗学习班，另外参加了全国6个省、市的脊柱学习班进行授课。

序　言

在 2003 年 5 月，我为钟士元的《脊柱相关疾病治疗学》作序时，非常高兴看到业界已重视脊椎病因引发的临床疑难病症的研究。尤其在与钟士元共同研究骨盆旋移症的过程中，发现他对新的医学理论和治疗技术抱着既虚心又勤于学习的态度，并且肯用脑思考，从中易受启发而善于革新，故在诊治技术上和医用器械上不断拓展。

20 世纪 90 年代，我在全国办学习班推广龙氏正骨手法治疗脊椎病时，钟士元跟着当助手，辅导学员进行理论学习和技术操作。后来他逐渐独立教学，先后在全国大多数省、市学习班讲课，在广州医学院、广州中医药大学、香港中文大学中医学院教学。通过教学，他的学习、思考和动手能力也迅速增长，实现了"教学相长"。

脊椎相关疾病的治疗有"四步十法"，骨关节的复位只是其中之一，还有三步是软组织的治疗。为了掌握椎周软组织损伤的治疗方法，钟士元还巧妙地借在全国办学习班的机会，除了访问各地的专家学者外，还拜访当地的民间高手，从中了解中、西医治疗四肢和脊椎骨关节错位

（硬伤）、骨折，以及肌筋膜、肌肉、韧带损伤（软伤）的关系，悟出"软中有硬，硬中有软，软硬结合"的治疗方法。为了掌握近年西方的肌筋膜治疗、扳机点治疗、核心肌群锻炼、弹力带锻炼等，他利用在香港讲课的机会，向国外的专家、在西方留学的物理治疗师请教。

近年来，钟士元在骨伤的诊治革新基础上，又在软伤的诊治研究中取各家之所长，总结并成册出版《人体经筋病治疗与扳机点图解》。我很赞赏他注重学习和创新的精神，故再次为其作序。

龙层花

2012 年 8 月 10 日于穗

前　言

　　2003 年编写的《脊柱相关疾病治疗学》一书出版后，至今已修订为第 3 版第 9 次印刷。回想起该书初版时"脊柱相关疾病"一词对医务工作者来说还是相当陌生的，经过 9 年时间，现在连边远城市的小诊所医生在名片上也都会打上"专治脊柱相关疾病"的广告。

　　"脊椎病因"是龙层花教授和魏征教授首先在国内提出来的理论。从 20 世纪 60 年代开始，经过 50 年来锲而不舍地深入研究，创立了"脊柱病因治疗学"的基础理论。

　　在跟龙层花老师学习后，我又有幸到美国接触了"整脊"的相关理论，经过多年的临床实践与摸索，我对手法复位治疗的效果提出了疑问，在请教龙老师后找到答案：

　　1. 骨伤少于软伤。因为急性损伤多为软伤和骨伤并发，或只有软伤而未伤及骨，故软伤多于骨伤。

　　2. 慢性劳损多数先为软伤。因未系统治疗或日久发展为骨关节失稳、关节错位才致骨伤发病，故软伤多于骨伤。

3. 骨伤治愈后应继续治疗软伤。因为软伤的存在容易使骨伤复发（这里所述均指脊椎病），故软伤多于骨伤。

至此，我针对软组织损伤进行了研究，利用到全国各地办学习班的机会，拜访了各大院校的教授，以及当地的名家名医。尤其是在香港学习到了国外的现代康复技术、经筋疗法、肌筋膜松弛术等。在利用一切机会向来华的外国专家求教之后，我再三进行对比、分析、归纳得出：①每种疗法都有其治疗的优势病种；②在脊柱病的不同层面、不同阶段要用不同的治疗方法；③预防复发要使用现代康复训练等综合方法。于是我继续按照学习、继承、改进、发扬的做法，掌握了治疗时"整脊（骨正筋松）"与"整肌（筋柔骨正）"应用的适宜时机。

本图解是按照由浅入深的治疗顺序，对从皮下肌筋膜的扳机点（经筋病灶）、肌肉链的检查，到运用牵拉、肌筋膜松弛术、易罐、针刺等治疗，以及用弹力带锻炼核心肌群、脊柱养生操等进行介绍，祈望能使读者在较短的时间内对国内外肌筋膜的扳机点（经筋病灶）、肌肉链的理论、诊断、治疗和预防有初步的了解。

本图解与《脊柱相关疾病治疗学》是姐妹篇，前者着重软组织治疗，后者以脊椎的手法复位为主。先贤顾亭林有言："凡著书立说，必为前人所未言而后人所必需者。"抱着分享的心态，这两本书中所写的内容是自己学习前辈和国内外同行的心得，或是增改变化后经国内外大量的同行证实是有效的治疗方法。由于脊柱相关疾病、人体软组织疼痛所涉及各学科专业面广，疏漏与错误在所难免，祈望专家和读者不吝赐教。

感谢恩师龙层花教授带我走上治脊和教学的道路，更感谢龙老师重病初愈仍再次为我的书作序。恩师无私助人、诲人不倦，在脊椎病因学的事业上不断进取，86岁时还在微博上谆谆教导学生们要有高尚人格。龙老师崇敬千手观世音菩萨可以普度众生，学弥勒佛宽容大度而快乐的人格品行，她永远是我效仿的楷模。

钟士元

2012年10月于广州市市政医院

手机：13602730677

邮箱：hailang3201@126.com

微博：http://weibo.com/zhongshiyuan

网站：http://www.peiyuan.net.cn

目　录

第一章　总　　论 …………………………………… 001

第二章　扳机点（经筋病灶）和肌筋膜链 …………… 004

　第一节　扳机点 ……………………………………… 004

　　一、扳机点症状 …………………………………… 005

　　二、扳机点体征 …………………………………… 005

　第二节　经筋病灶 ………………………………… 009

　第三节　筋　　膜 ………………………………… 009

第三章　扳机点和经筋病灶的检查 …………………… 017

　第一节　检　　查 ………………………………… 017

　　一、触诊 …………………………………………… 017

　　二、检查方法 ……………………………………… 018

　第二节　触诊练习 ………………………………… 026

第四章 治 疗 ………………………… 028

第一节 牵拉治疗 ………………………… 028

　　一、颈椎牵拉治疗 ……………………… 029

　　二、胸椎牵拉治疗 ……………………… 031

　　三、腰椎牵拉治疗 ……………………… 032

　　四、骨盆牵拉治疗 ……………………… 038

第二节 肌筋膜松弛术 …………………… 047

　　一、手法特性 …………………………… 047

　　二、与其他牵拉组织手法最大的差异处 …… 047

　　三、不同于被动性关节手法或拉筋 ……… 047

　　四、适应对象 …………………………… 047

　　五、颅底部松弛法 ……………………… 048

第三节 易罐治疗 ………………………… 054

　　一、易罐在颈椎部位的应用 …………… 062

　　二、易罐在胸椎部位的应用 …………… 068

　　三、易罐在腰椎部位的应用 …………… 072

　　四、易罐在骨盆部位的应用 …………… 077

　　五、易罐在脊柱侧弯的应用 …………… 082

第四节 滚压治疗 ………………………… 088

　　一、注意事项 …………………………… 088

　　二、滚压治疗的方法 …………………… 088

第五节 针刺治疗 ………………………… 095

　　一、肩部、臀部运动针 ………………… 095

二、臀部运动针加拉筋 ……………………………… 97

三、腹部刃针治疗 ……………………………………… 099

四、腹部抖针治疗 ……………………………………… 101

五、肌筋膜链挑法治疗 ………………………………… 103

六、肌筋膜链针刺减压治疗 …………………………… 105

第五章　预防锻炼物理操 ……………………………… 107

第一节　用弹力带锻炼核心肌群 ……………………… 107

一、弹力带使用方法 …………………………………… 108

二、弹力带收腹抬腿 …………………………………… 108

三、弹力带坐位腿外展 ………………………………… 110

四、弹力带卧位膝关节外展 …………………………… 110

五、弹力带跪拉弯腰运动 ……………………………… 112

六、弹力带夹膝抬臀 …………………………………… 112

七、弹力带单膝跪撑 …………………………………… 114

第二节　脊柱养生操 …………………………………… 115

一、侧卧捏颈 …………………………………………… 115

二、仰卧转头 …………………………………………… 116

三、仰卧转身 …………………………………………… 117

四、仰卧挺胸 …………………………………………… 119

第三节　易罐健身操 …………………………………… 120

一、颈椎操 ……………………………………………… 120

二、颈腰腿膝操（原地踏步操）……………………… 122

三、脊柱保健操 ……………………………… 123

四、扩胸操 …………………………………… 123

五、伸腰操 …………………………………… 125

六、腰肌劳损操 ……………………………… 125

七、旋腰操 …………………………………… 127

八、扭转体操 ………………………………… 127

九、侧屈弯腰操 ……………………………… 129

十、易罐蹲墙操 ……………………………… 130

十一、靠墙操 ………………………………… 131

十二、膝关节操 ……………………………… 132

第四节　脊柱侧弯的治疗 ……………………… 134

一、易罐颈胸操 ……………………………… 134

二、易罐旋髋关节操 ………………………… 137

第六章　脊椎保健理筋床 ………………………… 138

第一节　脊椎保健理筋床的工作原理 …………… 138

第二节　脊椎保健理筋床的构造 ………………… 140

第三节　脊椎保健理筋床的应用 ………………… 141

一、颈胸腰椎的顶推松解和颈椎牵引 ……… 141

二、腰骶部肌筋膜松解 ……………………… 142

三、下肢神经牵拉松解 ……………………… 143

四、大腿后部肌筋膜松解 …………………… 144

五、小腿后部肌筋膜松解 …………………… 145

六、腹部肌筋膜松解 …………………… 146

七、胸腹部肌筋膜松解（配合易罐松解）… 148

八、肩胛部肌筋膜松解 …………………… 149

九、腹部外侧肌筋膜牵拉松解 …………… 149

十、腹部外侧肌筋膜松解（配合易罐松解）… 150

十一、臀部外侧肌筋膜松解 ……………… 150

第七章　脊椎经筋病的体征及治疗选择 ………… 152

第一节　颈和上肢部体征及治疗选择 ………… 152

一、颈部活动 ……………………………… 152

二、上肢活动 ……………………………… 154

三、颈部和上肢活动异常的治疗选择 ……… 157

四、注意事项 ……………………………… 157

第二节　腰部和髋关节体征及治疗选择 ………… 157

一、腰部运动 ……………………………… 158

二、髋关节运动 …………………………… 160

三、骨盆和下肢体征 ……………………… 160

四、腰部和髋关节活动异常的治疗选择 …… 164

五、注意事项 ……………………………… 164

第八章　扳机点的位置及其牵涉痛 …………… 166

一、斜方肌 ………………………………… 166

二、胸锁乳突肌 …………………………… 167

三、咬肌 …………………………………… 168

四、颞肌 …………………………………… 169

五、翼外肌 ………………………………… 170

六、翼内肌 ………………………………… 171

七、二腹肌 ………………………………… 171

八、眼轮匝肌 ……………………………… 172

九、颧大肌 ………………………………… 172

十、颈阔肌 ………………………………… 172

十一、枕额肌 ……………………………… 172

十二、头夹肌 ……………………………… 173

十三、颈夹肌 ……………………………… 173

十四、头颈部半棘肌、多裂肌 …………… 174

十五、头后大直肌、小直肌，头下斜肌和

头上斜肌 ………………………… 175

十六、肩胛提肌 …………………………… 176

十七、斜角肌 ……………………………… 177

十八、冈上肌 ……………………………… 178

十九、冈下肌 ……………………………… 178

二十、小圆肌 ……………………………… 180

二十一、大圆肌 …………………………… 180

二十二、背阔肌 …………………………… 181

二十三、肩胛下肌 ………………………… 181

二十四、菱形肌 …………………………… 181

二十五、三角肌 ……………………………… 183

二十六、喙肱肌 ……………………………… 184

二十七、肱二头肌 …………………………… 184

二十八、肱肌 ………………………………… 186

二十九、肱三头肌 …………………………… 186

三十、胸大肌 ………………………………… 188

三十一、胸小肌 ……………………………… 189

三十二、锁骨下肌 …………………………… 190

三十三、胸骨肌 ……………………………… 190

三十四、上后锯肌 …………………………… 191

三十五、下后锯肌 …………………………… 192

三十六、前锯肌 ……………………………… 192

三十七、竖脊肌 ……………………………… 193

三十八、腹部肌 ……………………………… 195

三十九、腰方肌 ……………………………… 197

四十、髂腰肌 ………………………………… 198

四十一、盆底肌 ……………………………… 200

四十二、臀大肌 ……………………………… 200

四十三、臀中肌 ……………………………… 202

四十四、臀小肌 ……………………………… 202

四十五、梨状肌 ……………………………… 203

四十六、阔筋膜张肌 ………………………… 204

四十七、缝匠肌 ……………………………… 205

四十八、耻骨肌 …………………………………………… 206

四十九、股四头肌 ………………………………………… 206

五十、股薄肌 ……………………………………………… 209

五十一、长收肌 …………………………………………… 210

五十二、短收肌 …………………………………………… 210

五十三、大收肌 …………………………………………… 211

五十四、股二头肌 ………………………………………… 211

五十五、半腱肌 …………………………………………… 212

五十六、半膜肌 …………………………………………… 212

五十七、比目鱼肌 ………………………………………… 212

参考文献 …………………………………………………… 214

第一章

总　论

现代医学研究的"扳机点"（又称为肌筋膜激痛点）与中医所说的"经筋病灶"相似，是指在肌筋膜、结缔组织等存在的病理产物，导致患者全身诸多的疼痛与不适。虽然这两者的历史渊源、理论体系、病理变化不能相提并论，但这些都是皮下软组织里的一种有形的、用手可以触及的，在压迫时患者会感到疼痛的物质。另外，有不少扳机点与传统针灸穴位是高度一致的，使用注射针剂治疗与用针灸针治疗的疗效是相类似的。

治疗扳机点国外常用方法有：①喷雾冷剂（凉水喷雾）；②被动牵拉；③主动牵拉；④扳机点注射（空针针刺，加利多卡因等局部麻醉药或用激素类、肉毒杆菌毒素 A 等）；⑤等长收缩后放松、肌肉能量技术、肌筋膜松解技术；⑥缺血性压迫、手法压制；⑦深压按摩等（图 1-1）。

治疗经筋病灶的传统方法很多，有各种各样的针刺、拔罐、艾灸、推拿按摩、砭石、拍打、中药熏蒸、拉筋及易罐等疗法（图 1-2）。

在治疗过程中我们发现使用国外治疗扳机点的方法，与传统治疗经筋病灶的方法都很有效，在临床时运用"逆

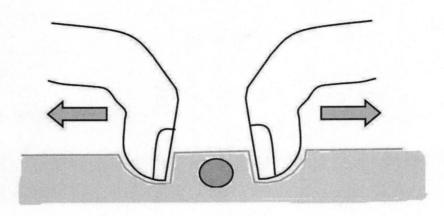

扳机点

图 1-1　用两只手指深压扳机点，沿着肌纤维的方向，向肌肉两末端按摩是减轻扳机点疼痛的最有效方法

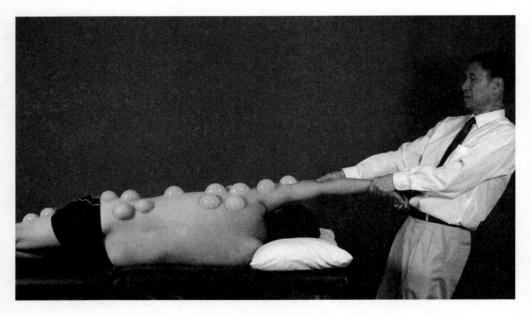

图 1-2　易罐疗法

向思维"的方法对这两者具有共性的病症交换方法进行治疗同样有效，这就是中医"同病异治"的治病精髓所在。

医学是一个不断实践的过程，在临床中观察到：若按照肌肉链的理论指导临床，用易罐治疗扳机点（经筋病灶），方法会更简单，安全无痛，疗效迅速。应验了越是接近本质的东西就越简单的道理。

按照"前贤相传之法，吾固可遵而行之；前贤不传之法，吾亦可变而通之"的古训，把中医传统的技术与现代西方的理论、技术，以及在临床创造出来的方法，经实践后，通过在全国 20 多个省、市和香港学习班的推广，以及美国、加拿大、俄罗斯、澳大利亚、新加坡、马来西亚、印度尼西亚等医生应用及患者反馈，证实这都是治疗扳机点（经筋病灶）的有效方法，现通过图解的形式进行介绍。

第二章

扳机点（经筋病灶）
和肌筋膜链

肌筋膜链类似经络，筋膜是一种完整的、互相连接的结缔组织。例如，旋转链从足内侧→膝关节→髋关节→对侧肩关节。当足过度外翻时，同侧的膝关节被拉向内侧，以补偿足外翻。膝关节解剖位置的改变，势必会使髋关节受到影响。在筋膜旋转链上，髋关节与肩部是相连的。髋关节移动了，对侧的肩部也会移动作为补偿。根据原理，当肩部疼痛用常规方法治疗不见效时，应该从对侧下肢找原发病灶。这样，疗效就能提高。

第一节　扳机点

扳机点又称为肌筋膜激痛点，是骨骼肌或肌筋膜高张力束内最易受激惹的区域，有压痛反应，能引起特异点的牵扯痛，以及自主神经反射。扳机点还可见于韧带、关节囊、骨膜和皮肤、脂肪组织，但这些组织不像肌筋膜扳机点那样固定不变，此外这些点不会引起牵涉痛。

扳机点分为活跃与潜在2种。前者在活动及静止时发生疼痛，局部有压痛；后者平时不痛，查体时有压痛。肌肉在充分牵拉后扳机点可以由活跃转化为潜在；反之，肌肉受伤后，潜在的扳机点也会转化为活跃的扳机点。

一、扳机点症状

受累肌肉无力，其主动和被动的运动受限，运动时可触及明显的僵硬感。

二、扳机点体征

1. 主动抗阻检查是受累肌肉最大长度减少，但无萎缩征象。

2. 肌肉主动运动或被动牵拉受限，可表现为典型的疼痛形式或疼痛加重，可触发牵涉痛，临床上有时容易被误诊（图 2-1 至图 2-6）。

3. 一组横跨过扳机点的紧张肌肉纤维在受到针刺激时，有时局部会引起抽搐反应。

4. 扳机点的维系因素包括：①急性、慢性的肌肉损伤；②长期负荷过重、肌肉疲劳过度；③受凉或不良刺激；④其他扳机点；⑤内脏疾病；⑥阶段反射性功能紊乱。

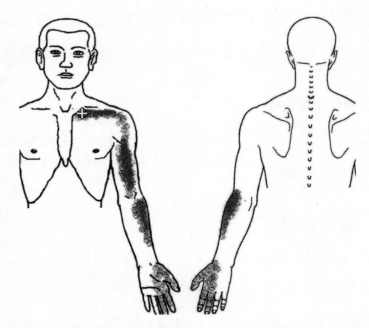

图 2-1 锁骨下肌扳机点及牵涉痛，易误诊为网球肘

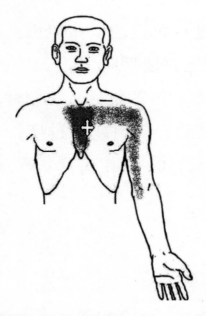

图 2-2 胸骨肌扳机点及牵涉痛，易误诊为心绞痛

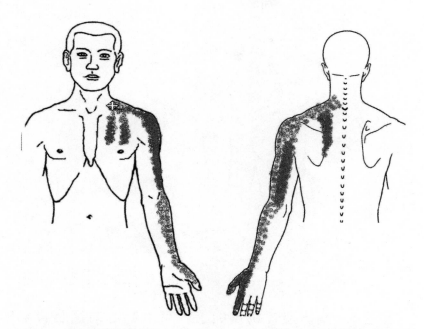

图 2-3　斜角肌扳机点及牵涉痛，易误诊为桡神经受压

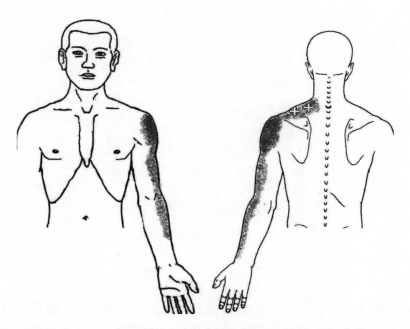

图 2-4　冈上肌扳机点及牵涉痛，易误诊为网球肘

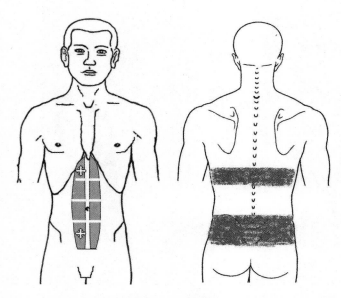

图 2-5 腹直肌扳机点的上部可引起心前区及背部疼痛，腹部胀满，恶心呕吐；下部可引起腰臀部疼痛

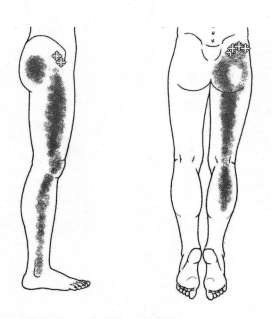

图 2-6 臀小肌扳机点及牵涉痛，易误诊为髂胫束损伤或坐骨神经痛

第二节　经筋病灶

经筋是经络系统的重要组成部分，是十二经脉在肢体外周的附属部分，亦即十二经脉之气结聚散络于筋肉关节的体系，包括肌膜、肌腱、筋膜、韧带及关节等处的结缔组织筋肉系统。

经筋的作用是约束并越过关节，牵引肢体产生运动，所谓"宗筋主束骨而利机关也"。

1. 经筋病灶病因病机是①内因：筋障→横络盛加于大经之上；②外因：外感、疲劳损伤→风寒湿邪经筋扭错。

2. 经筋病灶的体征是"聚结""筋挛""筋结""结灶"等。脊柱相关经筋的病症主要表现为疼痛和运动功能障碍。

第三节　筋　膜

筋膜有浅筋膜、内脏筋膜和深筋膜，是一种包裹人体从头到脚各组织器官的结缔组织。浅筋膜包裹头颈、胸部等；内脏筋膜悬吊腹腔脏器；深筋膜能收缩、放松，包裹肌肉，存有感受器，能够将疼痛、本体感受等反馈信号传给大脑。体内的每块肌肉都被筋膜沿不同方向包裹，当包裹着肌肉的深筋膜过于紧张，就会限制肌肉生长，削弱肌肉功能和运动能力。

1. 前浅表链（图 2-7）：是由趾伸肌➡️胫前肌➡️股四头肌➡️腹直肌➡️胸骨肌和胸大肌➡️胸锁乳头肌组成的。

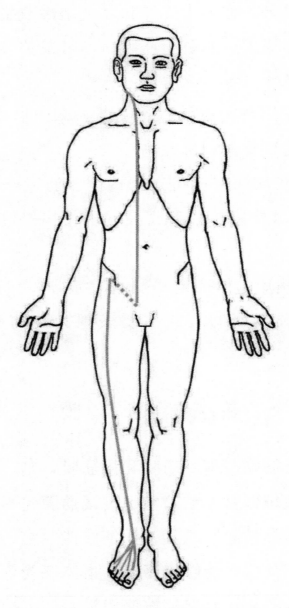

图 2-7　前浅表链

2. 背部浅表链（图 2-8）：是由跖腱膜 → 小腿三头肌 → 股后肌肉群 → 骶结节韧带 → 竖脊肌 → 枕下肌群 → 帽状腱膜组成的。

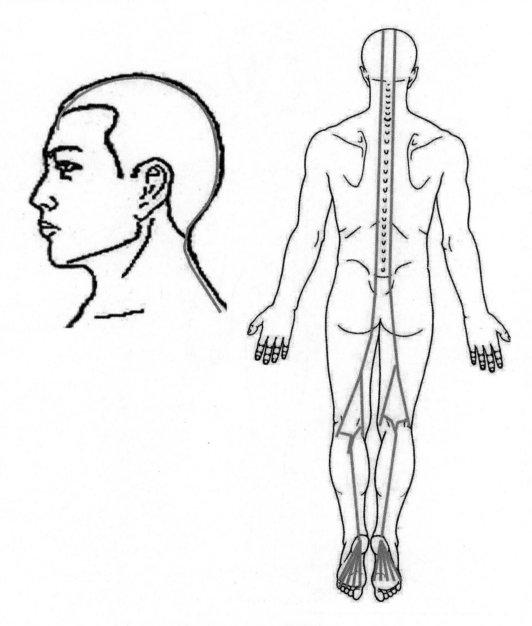

图 2-8 背部浅表链

3. 外侧链（图 2-9）：是由足底和腓骨肌→髂胫束→阔筋膜张肌和臀大肌→腹外斜肌和腰方肌→肋间肌→头夹肌和胸锁乳突肌组成的。

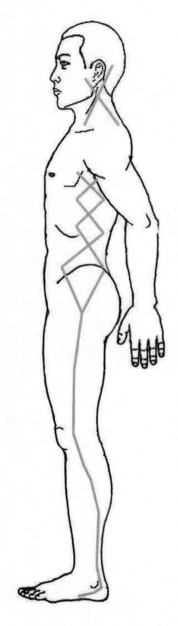

图 2-9　外侧链

4. 旋转链（图 2-10）：是由头夹肌→对侧的菱形肌→肩胛下肌和前锯肌→腹外斜肌→对侧阔筋膜张肌和髂胫束→胫后肌→绕过足底→腓骨长肌→股二头肌→骶结节韧带→从旋转起始部位开始的竖脊肌组成的。这条线包绕胸腔，形成胸部的旋转。

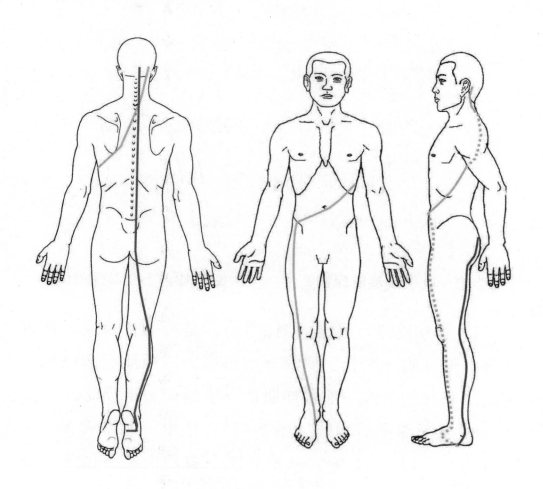

图 2-10　旋转链

5. 上肢浅部前侧链（图 2-11）：是由锁骨、胸骨、肋骨→胸大肌、背阔肌→肱骨内缘→肱二头肌→肱骨内上髁→前臂屈肌→手指屈肌组成的。

6. 上肢深部前侧链（图 2-12）：是由第 3～5 肋骨→胸小肌→喙突→肱二头肌→桡骨粗隆→桡侧伸腕肌组成的。

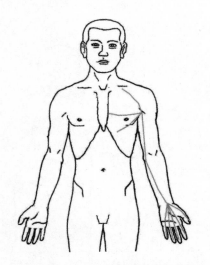 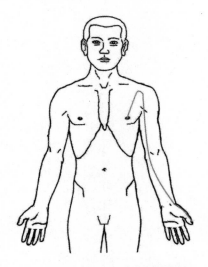

图 2-11　上肢浅部前侧链　　　　图 2-12　上肢深部前侧链

7. 上肢浅部后侧链（图 2-13）：是由颈椎棘突、胸椎棘突→斜方肌→锁骨、肩峰→三角肌→三角肌粗隆→肱三头肌→肱骨外上髁→前臂伸肌群→手指伸肌组成的。

8. 上肢深部后侧链（图 2-14）：是由下颈椎棘突、上胸椎棘突、颈 1～4 横突→菱形肌→肩胛内缘→冈下肌→肱骨肌→肱三头肌→鹰嘴→尺侧腕屈肌组成的。

9. 前侧功能链（图 2-15）和后侧功能链（图 2-16）。功能链是指上肢线通过对角延伸至对侧骨盆，将身体两侧连接起来。

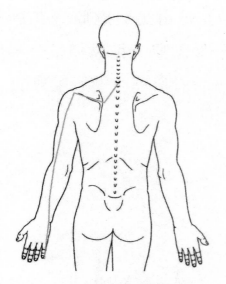

图 2-13　上肢浅部后侧链

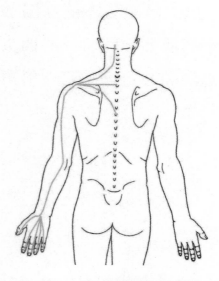

图 2-14　上肢深部后侧链

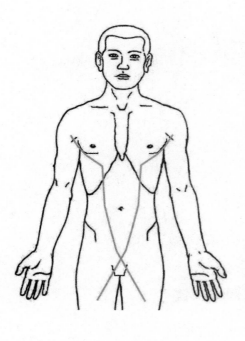

图 2-15　前侧功能链

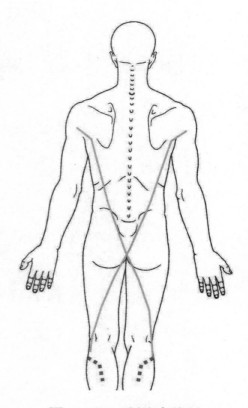

图 2-16　后侧功能链

10. 前侧深部链（图 2-17）：是由足底腱膜→腓肠肌
→半膜肌和半腱肌→股四头肌→髂腰肌→前纵韧带→膈肌
→纵隔和心包→胸膜→斜角肌→舌骨肌→咀嚼肌组成的。

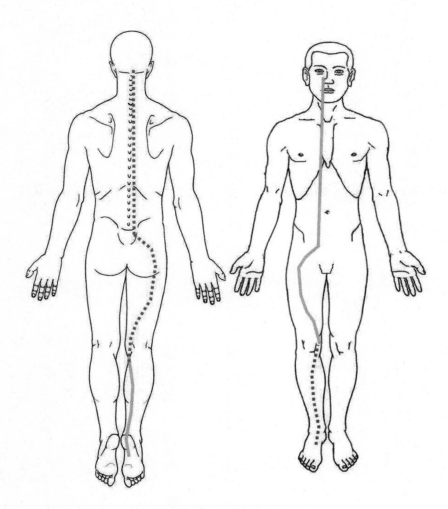

图 2-17　前侧深部链

第三章

扳机点和经筋病灶的检查

扳机点与经筋病灶的共性有：①两者都是有形的，并能通过手触诊到；②在压迫时患者会感到疼痛；③常见扳机点的位置和针灸穴位的位置高度一致；④用针灸针来针刺扳机点，与使用注射针剂治疗的疗效是类似的；⑤两者经过治疗后会逐渐消失，在重新检查后也许会找不到这样一种物质。

对扳机点（肌筋膜激痛点）使用 X 线、数字 X 线摄影、CT、MRI、肌电图等检查难以发现。用彩色多普勒超声、红外热成像检查虽有帮助，但这些技术尚未普及。由于它们都是有形的物质，在体表均能通过检查发现。本章节主要介绍触诊方法，掌握好触诊既是诊断的需要，也是治疗的关键。

第一节 检 查

一、触诊

患者取卧位，医生确定患者的不适部位后进行检查。如果时间允许，应该从头面部开始，至颈、肩、胸、腹、下肢前面、背、腰、臀及上肢。

快速检查：头面部不适查颈、背、胸以上部位；胸腹部不适查胸、腹、背、腰；上肢不适先查颈、背、胸部和上肢；下肢不适查腰、臀、髋和下肢。

二、检查方法

1. 平滑式触诊：用指尖置于表皮，带动皮肤滑过病患处的肌肉组织，可以检查到皮肤下方的结构改变（图 3-1）。当颗粒状、纤维或片块状扳机点（经筋病灶）在手指之下推动时，可以感受到肌肉中有类似圆形、条状或片块状的结构。此方法适用于全身检查。

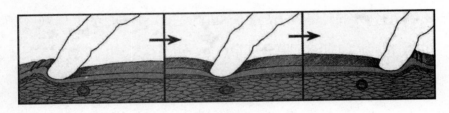

图 3-1　平滑式触诊

2. 钳捏式触诊：把肌腹抓握在拇指与食指之间推滚，可以感受紧绷的扳机点（经筋病灶）像拨动埋藏在肌肉里的琴弦一样。此方法多用于肩胛内上角、肋间隙检查（图3-2）。

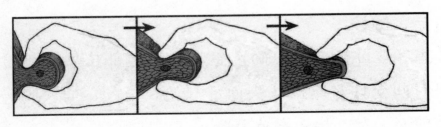

图 3-2　钳捏式触诊

3. 深部式触诊：是用于检查腹部深层组织，用左手压在右手上，以右手的指尖用力的平滑式触诊找出腹部的结节状病灶或条索状结构（图 3-3a、图 3-3b）。

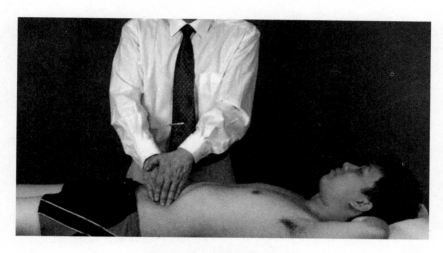

图 3-3a　深部式触诊

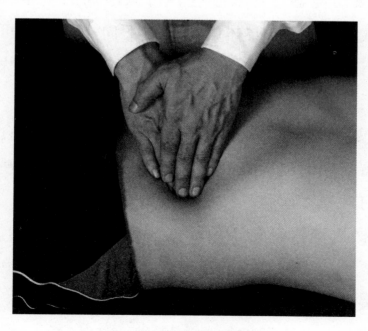

图 3-3b　深部式触诊

4. 刮痧板触诊：用手握刮痧板垂直轻压在被检查的皮肤表面，向左右两侧刮动，可以感受到肌肉中有类似绳索般的结构在滚动。多用于头顶、面颊、额部的检查（图3-4）。

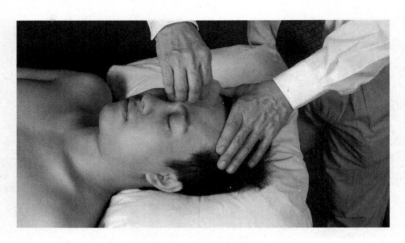

图 3-4　刮痧板触诊

5. 滚动棍触诊：双手握住可以滚动的木棍（可以用擀面杖代替），沿着肢体的纵轴从下向上推滚，可感受到肌肉中有类似结节状的结构在滚动。多用于下肢大腿前后和小腿后面肌肉丰满部位的检查（图3-5）。

6. 食指触诊：用单手食指指腹或者是两手食指指尖相对，置于肋间隙或棘突上轻轻左右拨动，可以感到皮下组织中有类似细丝状的结构在滚动（图3-6）。

7. 拇指切拨触诊：用拇指尖（修好指甲后）压在眼睛眶上，下缘可感到小的结节状或条索状结构；用拇指尖压在棘突旁（指甲要与棘突连线平行）向外拨动，可感到皮下组织中有条索状的结构在滚动（图3-7）。

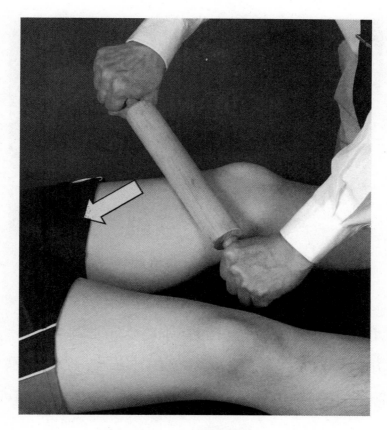

图 3-5　滚动棍触诊

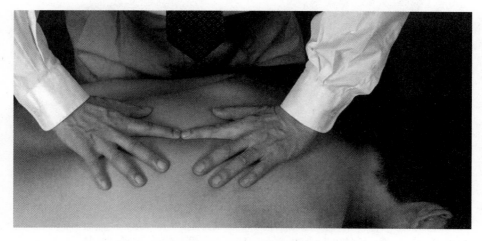

图 3-6　食指触诊

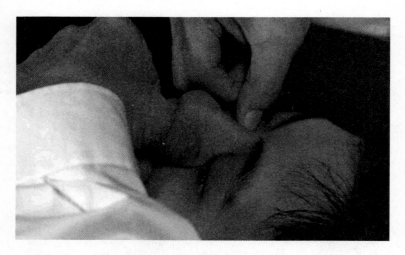

图 3-7　拇指切拨触诊

8. 食指钩状触诊：食指远端关节屈曲呈钩状，置于下颌骨下方内侧缘，可感到皮下组织中有结节状的结构。多用于下颌骨内侧缘或眼眶上缘的检查（图 3-8a、图 3-8b）。

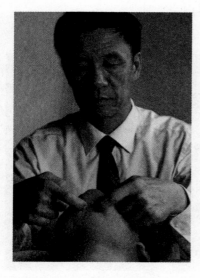

图 3-8a　食指钩状触诊

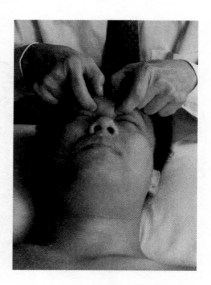

图 3-8b　食指钩状触诊

9. 搓捏触诊：是把皮肤捏在拇指与食指之间做反复

搓动，可以感到皮下有一串串水泡感。多用于股内侧肌、前臂外上侧的检查（图 3-9a、图 3-9b）。

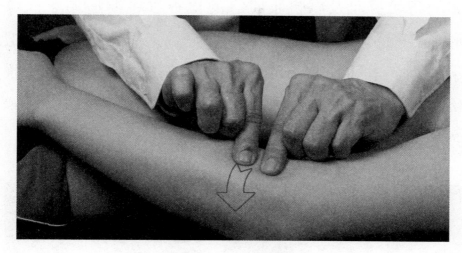

图 3-9a　搓捏触诊

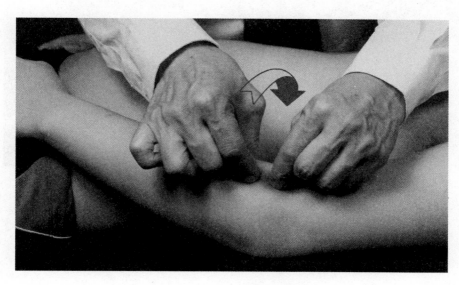

图 3-9b　搓捏触诊

10. 较少用的触诊：①戴手套触诊：戴手套后用食指

或中指置于口腔内、上颌骨与下颌骨的冠突之间或下颌骨内下方，可感到皮下组织中有结节状的结构；或用于上颚后方的腭帆提肌及腭帆张肌等的检查（主要适用于面颅骨矫形）（图3-10）；②双小指触诊：戴上手指指套后，把双侧小指轻置于外耳道，可感到皮下组织中有细小结节状的结构及外耳道大小的改变，让患者做张闭口动作时可感到下颌骨两侧髁突活动的快慢变化（图3-11a、图3-11b）。

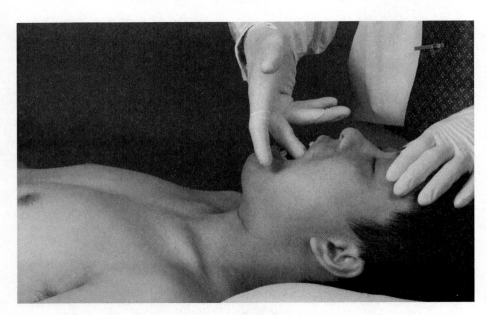

图 3-10　戴手套触诊

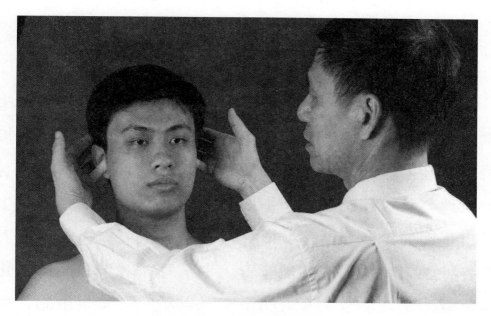

图 3-11a　双小指触诊

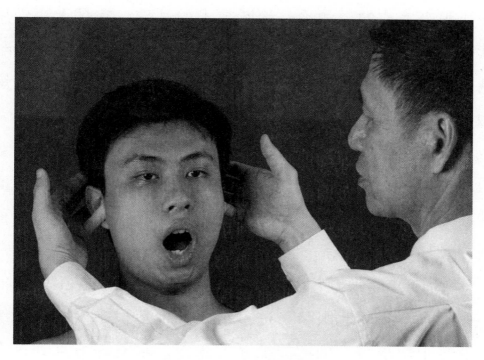

图 3-11b　双小指触诊

第二节　触诊练习

触诊是一种很有潜力的评估方法。它通过手的触摸来判断皮肤温度与湿度的变化，发现存在于纤维化组织或扳机点（经筋病灶）中非常小的物体，感觉其大小，辨别各种质地与从瘫软到痉挛间不同张力的敏感度等来帮助医生做出正确的诊断和治疗。研究发现：手指或拇指的指腹对于各种触感有很强的辨别能力，手掌背面对于温度的变化最具敏感度，掌指关节处的手掌对震动的变化很敏感，而手掌中心对于辨识外观形状很敏感，所以触诊通常是用手指指腹来完成的。触诊是诊断技术的基础，它是无法借用读书或听课来学的，只有通过反复的触诊练习才能真正学到，并且这也是提高疗效的关键。用以下的方法可以锻炼触诊能力。

1. 触摸硬币练习：拿一些不同面值的硬币，闭起双眼，一次拿一个硬币，仔细并轻轻地触摸，判断硬币面值的正、反面。时常练习直到可以很快辨别并确认各种硬币。

2. 透过纸张触摸头发练习：将一根头发夹在书本的一张纸页下，闭起眼睛，透过纸张触摸那根头发。当此练习变得很简单时，则增加纸页的张数。重复练习直到这个练习变得既简单又迅速为止。

触诊的方法：患者卧床，医生将双手左右对称放在患者需要检查的部位，先用手指指腹轻轻在皮肤表面推抚，仔细感觉抚摸皮肤的手指是否有轻微上升或下降，然后在有异常的地方适当加一些力推抚，以确定扳机点（经筋病灶）的部位及大小。

第四章

治　疗

本章治疗的范围是指皮下的扳机点（经筋病灶）等软组织产生的疼痛，不包括脊椎骨折、脱位、肿瘤、结核、类风湿关节变异、嗜酸性细胞肉芽肿等疾病。

第一节　牵拉治疗

牵拉治疗是指通过固定肌肉的一端，然后牵拉另一端，使肌肉的长度增加来达到降低肌肉张力，增加肌肉长度和弹性，消除扳机点（经筋病灶）目的的方法。操作时，先把运动有障碍的关节用一只手固定好，然后通过另一只手来牵拉支点（即患者的四肢或头部）进行治疗。手法简单、易行、安全，不但对医生有用，而且对广大的保健按摩人员、亚健康人群来说，也是一种很实用的临床治疗、保健技术。由于肌肉在伸展时间充分的情况下才能达到持续的延长，所以治疗时要缓慢、轻柔，时间要长。

禁忌证：被牵拉的部位骨折尚未愈合，急性软组织损伤或软组织正在出血、发炎。

一、颈椎牵拉治疗

（一）胸大肌、胸小肌牵拉法

1. 适应证：适用于全部颈椎综合征各骨关节损害，是治疗颈椎病、青少年驼背（上交叉综合征）、常使用电脑者背部疼痛的常用手法；尤其适用于中、老年人的颈椎肥大，颈肩综合征，颈椎椎间盘膨出、突出。

2. 体征：头部前伸，肩膀耸起，双肩微微前翻。颈背部肌肉及胸小肌、胸大肌紧张，有扳机点（经筋病灶），压痛，颈部屈伸和旋转受限，这种体征又名"上交叉综合征"（图 4-1）。

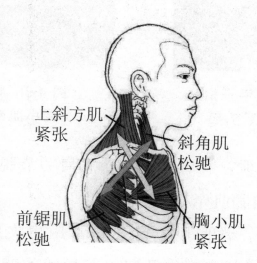

上斜方肌
紧张

斜角肌
松驰

前锯肌
松驰

胸小肌
紧张

图 4-1　上交叉综合征

3. 操作方法：患者坐位，先做双肩向前向上耸的运动，双手十指交叉置于后头部。术者站在患者后方，屈膝关节用髌骨顶在患者肩胛间区，双手搭在患者双侧肘关节上，轻轻向后拉。拉到有障碍、患者还能忍受的程度时保持 30～60s，休息耸肩，放松片刻再重复 2～3 次（图 4-2、图 4-3）。

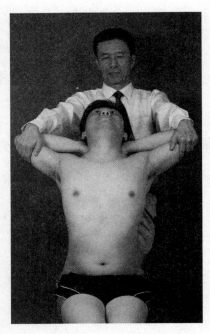

图 4-2　双手十指
交叉置于后头部

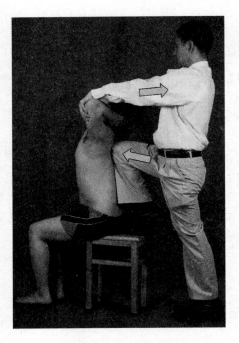

图 4-3　胸大肌、
胸小肌牵拉法

4. 注意事项：有肩周炎及曾患肩关节脱位者慎用。

（二）提肩胛肌牵拉法

1. 适应证：常使用电脑、经常用肩夹电话者，颈椎综合征、颈椎椎间盘膨出及突出等导致的背部、肩胛内上角疼痛等。

2. 体征：颈背部肌肉紧张，肩胛内上角有摩擦音、扳机点或经筋病灶，压痛，颈部屈伸和旋转受限。

3. 操作方法：以左侧为例。患者坐位，先做双肩向前向上耸的运动，把左手置于后枕部。术者立于患者后方，用左手绕过患者左肘关节，按压在患者的左侧头部。轻轻把患者的左肘关节和头部向右侧推按。按压到有障碍、患者还能忍受的程度时保持 30～60s，休息耸肩，放松片刻再重复 2～3 次（图 4-4、图 4-5）。

4. 注意事项：这是治疗肩胛内上角疼痛的有效方法。

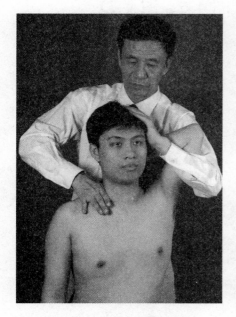 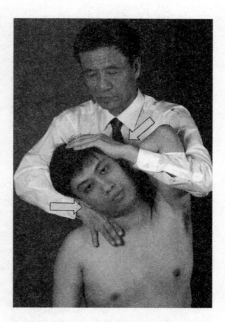

图 4-4　提肩胛肌　　　　　图 4-5　双手轻轻同时
　　　　牵拉法　　　　　　　　　　　　推按

二、胸椎牵拉治疗

大、小菱形肌牵拉法：大、小菱形肌起于项韧带、第 7 颈椎棘突至第 5 胸椎棘突，向下附着肩胛骨内侧缘。

1. 适应证：背部酸痛、僵硬不舒服，肩部上举困难，肩部活动有响声。

2. 体征：肩胛间区的肌肉紧张或僵硬肿胀，有扳机点或经筋病灶，压痛，肩部活动或有响声。

3. 操作方法：以左侧为例。患者俯卧位，左手放在腰部后方。术者面对患者，右手穿过患者左侧肘部。用双手的食指、中指、环指、小指扣紧肩胛骨的内侧缘，并把肩胛骨往外翻，直到有障碍为止。保持 10～20s，休息耸肩，放松片刻再重复 2～3 次（图 4-6、图 4-7）。

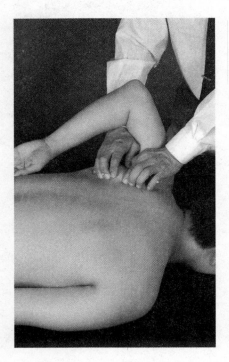

图 4-6 用双手手指
扣紧肩胛骨内缘

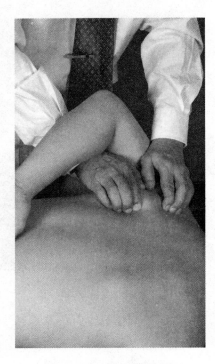

图 4-7 把肩胛骨
往外翻

三、腰椎牵拉治疗

（一）下背伸肌群牵拉法

下背伸肌群位于腰椎后方，包括棘肌、最长肌和髂肋肌，负责腰椎后仰动作。

1. 适应证：腰酸背痛，整个后背部僵紧不舒服，向前弯腰困难。尤其适用于老年人的肥大性脊椎炎（即腰椎肥大、腰椎骨质增生）。

2. 体征：腰部肌肉紧张或僵硬肿胀，腰部有扳机点或经筋病灶，压痛，向前弯腰明显受限。

3. 操作方法：患者仰卧位，双手抱于头后，两侧下肢呈屈髋屈膝位。术者面对患者而立，用一只手托住患者臀部，另一只手置于患者双膝下方，把患者的臀部向上托起呈弓背状，直至有障碍时保持不动（即托不动）。保持10～15s后，再把患者的臀部轻轻放回原位置。稍作休息后可重复2～5次（图4-8、图4-9）。

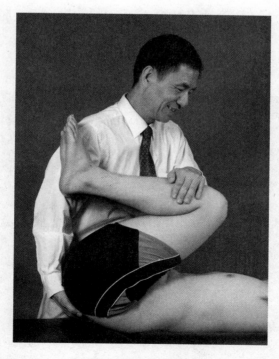

图4-8 一只手托臀部，另一只手压膝部

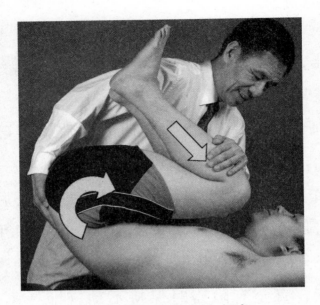

图 4-9　把臀部向上托起

4. 注意事项：①患者不宜用枕头，以防止颈椎前屈过度；②患者身体较重时，术者可以把一侧膝关节置于诊床上，以减轻自己腰部的负担（图4－10）。

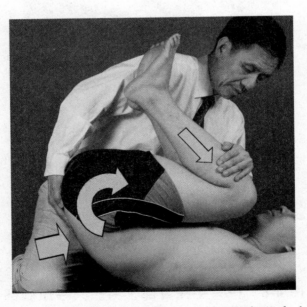

图 4-10　把臀部托起后，术者置膝于床上

（二）侧卧压膝转腰牵拉法

1. 适应证：全部腰椎综合征、腰肌劳损、腰椎间盘膨出及突出引起的腰部旋转困难；尤其适用于老年人的肥大性脊椎炎（即腰椎肥大、腰椎骨质增生）。

2. 体征：腰部肌肉紧张，腰部有扳机点或经筋病灶，压痛，腰部旋转受限。

3. 操作方法：以腰左侧痛为例，患者右侧卧位（患侧朝上），左侧下肢呈屈髋屈膝位，膝关节伸出床沿约10cm，右侧大腿伸直。术者面对患者而立，用右侧大腿压住患者半屈曲的左侧膝关节，左手置于患者的左肩部，把患者的上身缓慢向前推，使患者的上身沿脊柱的中轴向后旋转，直至有障碍时保持不动（即推不动）。术者的右手拇指置于腰左侧扳机点或经筋病灶，稍用力向下压。保持20～30s后，再把患者的上身转回原位置。稍作休息后可重复4～6次（图4-11、图4-12）。

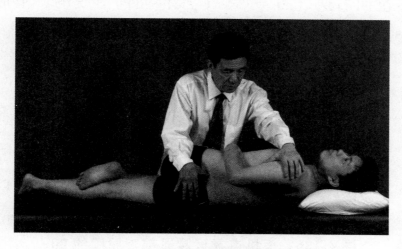

图 4-11　侧卧压膝转腰牵拉法

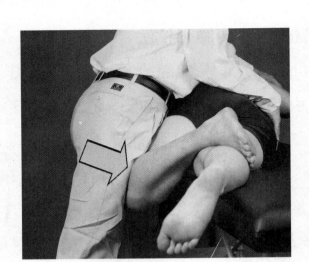

图 4-12　用大腿压住患者膝部

4. 注意事项：①刚开始操作时患者往往会有顾虑，应鼓励其缓慢把上身向后旋转，保持不动，转回原位置，反复多次后，关节的活动度就会逐渐增加；②扳机点或经筋病灶靠近腰骶部的，下肢屈髋屈膝的角度要大，约 90°（图 4-13a）；③扳机点或经筋病灶靠近胸腰部的，下肢屈髋屈膝的角度要小，约 135°（图 4-13b）；④腰椎反张的，下肢尽量向后摆（图 4-14a）；腰椎向前滑脱的，下肢尽量向前摆（图 4-14b）。

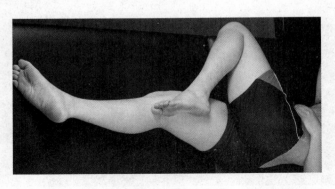

图 4-13a　扳机点靠近腰骶部，屈膝约 90°

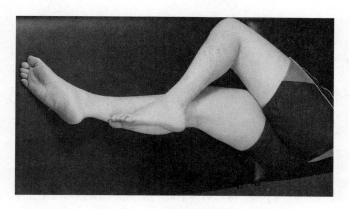

图 4-13b 扳机点靠近胸腰部，屈膝约 135°

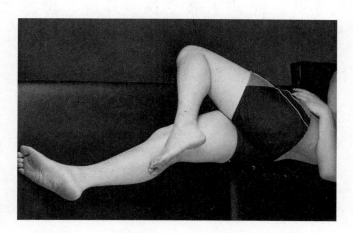

图 4-14a 腰椎反张，下肢尽量向后摆

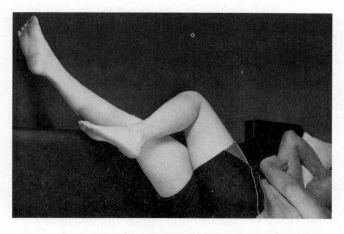

图 4-14b 腰椎向前滑脱，下肢尽量向前摆

四、骨盆牵拉治疗

（一）骶髂关节前错位

1. 单侧屈髋屈膝牵拉法

（1）适应证：腰骶部疼痛，腰椎间盘膨出、突出症伴骶髂关节前错位。

（2）体征：骨盆不对称，骶髂部有扳机点（经筋病灶），压痛明显。患侧髂前上棘向下移，肚脐到两侧髂前上棘的距离不等；患侧下肢变长、外旋，患侧"4"字试验阴性。

（3）操作方法：患者仰卧位，以右侧为例。术者立于床的右侧，患者右侧大腿尽量屈髋屈膝。术者右手置于患者的右小腿中段的前方，左手置于右侧膝关节上，把患者的右下肢向患者的左肩方向推按，使其右侧膝关节贴在左腹部。患者的双手上抬，置于肩关节附近，头部尽量往右转。保持这姿势20～30s（图4-15），稍作休息后可重复4～6次。

（4）注意事项：骶髂关节错位是骨盆旋移综合征的表现之一，其病因、症状、体征、X线片诊断等在《脊柱相关疾病治疗学》第3版（广东科技出版社，2012年3月第9次印刷）有详细介绍。

2. 双侧屈髋屈膝牵拉法

（1）适应证：腰骶部疼痛，腰椎间盘膨出、突出症伴骶髂关节前错位。

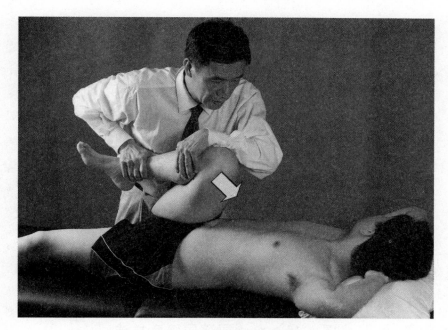

图 4-15 单侧屈髋屈膝牵拉法

（2）体征：骨盆不对称，骶髂部有扳机点（经筋病灶），压痛明显。患侧髂前上棘向下移，肚脐到两侧髂前上棘的距离不等；患侧下肢变长、外旋，患侧"4"字试验阴性。

（3）操作方法：患者仰卧位，以右侧骶髂关节前错位为例。术者立于床的右侧，患者左侧大腿置于右侧大腿后方，双侧大腿尽量屈髋屈膝。术者右手置于患者的左侧足底、左手置于左侧膝关节上，把患者的左下肢向患者的右肩方向推按，使其左侧膝关节贴在腹部，直至有障碍时保持不动。患者的双手上抬，置于肩关节附近，头部尽量往右转。保持这姿势 20～30s（图 4-16），稍作休息后可重复 2～5 次。

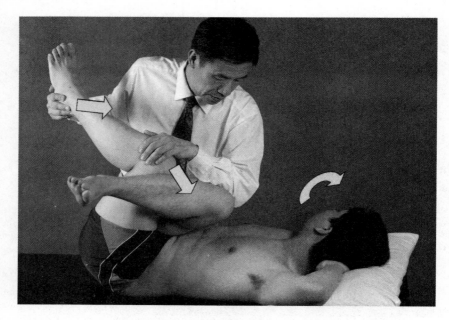

图 4-16 双侧屈髋屈膝牵拉法

（二）骶髂关节后错位

搬腿压臀牵拉法

1. 适应证：骶髂关节后错位。

2. 体征：骨盆不对称，患侧髂后上棘向后隆起，臀中肌紧张，骶髂部有扳机点（经筋病灶），压痛明显。患侧下肢变短、内旋，患侧"4"字试验阳性。

3. 操作方法：患者俯卧位，以左侧骶髂关节后错位为例。术者立于床侧，患者左侧大腿伸直。术者左手掌根置于患者的左侧髂后上棘向下压，右手置于左侧膝关节前方，把左下肢尽量向右后上方抬高，直至有障碍时保持不动，保持这姿势 60～90s（图 4-17）。

4. 注意事项：把患者左下肢向后上方抬高后，术者可以用一侧膝关节屈曲，垫在患者被抬高的左下肢的下方，或让助手把枕头垫上去，以减轻负担（图 4-18）。

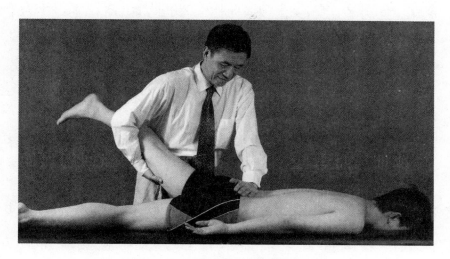

图 4-17　搬腿压臀牵拉法

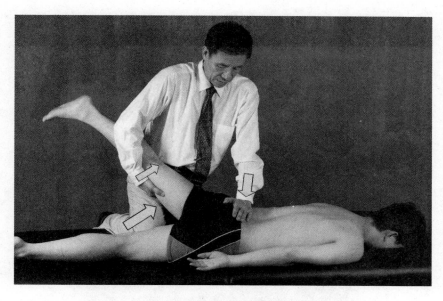

图 4-18　增加膝垫的搬腿压臀牵拉法

（三）腘绳肌牵拉法

腘绳肌包括半腱肌、半膜肌、股二头肌，是大腿后侧肌，起自坐骨结节，止于小腿，跨越髋膝，作用为伸髋屈膝。

1. 适应证：腘绳肌损伤引起的腰、臀、大腿后部疼痛，向前弯腰困难，骨盆旋移综合征。

2. 体征：歪臀跛行，弯腰受限，骨盆不对称。臀部、大腿后部和腘窝部有扳机点（经筋病灶）。

3. 操作方法：患者仰卧位，以左侧为例。术者把患者左侧大腿逐渐伸直上抬。术者右手扶着患侧膝部，左手掌扣着患侧脚掌做背屈，直至有障碍时保持不动，保持这姿势10～20s（图4-19）。

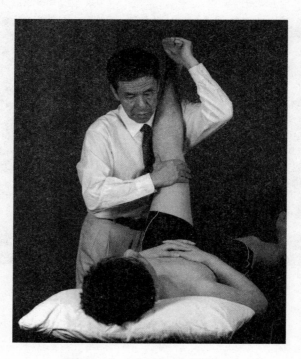

图 4-19　腘绳肌牵拉法

（四）梨状肌牵拉法

梨状肌位于臀部后方，从骶椎腹面连接到股骨大转子，使股骨外旋。坐骨神经从梨状肌的下方通过。当梨状肌缩短变紧时，容易压迫到坐骨神经，产生类似坐骨神经痛的症状。梨状肌紧张能将骶椎牵动，使骶椎旋转，产生骶部经筋功能障碍，同时也能引起骨盆旋移。

1. 适应证：梨状肌损伤引起的腰臀部疼痛，可向小腹、大腿后侧及小腿外侧放射，以及骨盆旋移综合征。

2. 体征：歪臀跛行，骨盆不对称。患侧梨状肌压痛明显，梨状肌紧张试验阳性，直腿抬高试验＜60°时疼痛明显，＞60°时疼痛反而减轻，加强试验阴性，臀部有扳机点（经筋病灶）。

3. 操作方法：患者仰卧位，以左侧为例。术者立于床的左侧，患者左侧大腿逐渐伸直上抬。术者右手扶着患侧膝部，左手绕过患肢，用手掌扣着患侧脚掌并缓慢做内旋，直至有障碍时保持不动，保持这姿势 10～20s（图 4-20），稍作休息后可重复 2～5 次。

4. 注意事项：梨状肌损伤只有在缓解期才能进行牵拉治疗。

（五）股四头肌牵拉法

股四头肌包括股直肌、股内侧肌、股外侧肌和股中间肌，有伸膝关节的作用。股直肌上连骨盆，既可以伸膝关节，也可以辅助髋关节屈曲。股直肌的过度紧张会引起骨

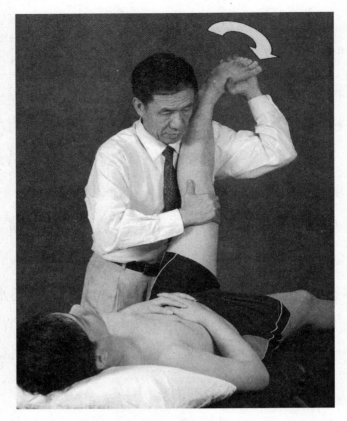

图 4-20　梨状肌牵拉法

盆旋移。

1. 适应证：股四头肌损伤引起的大腿前面及膝关节疼痛，屈曲受限，骨盆旋移综合征。

2. 体征：歪臀跛行，骨盆不对称。患侧股四头肌压痛明显，跟臀试验阳性，大腿前面有扳机点（经筋病灶）。

3. 操作方法：患者俯卧位，以左侧为例。术者立于床侧，把患侧的膝关节屈曲，把脚跟尽量向臀部方向压，直至有障碍时保持不动，保持这姿势 10～20s（图 4-21），稍作休息后可重复 2～5 次。

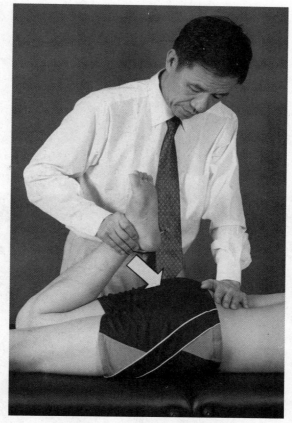

图 4-21　股四头肌牵拉法

（六）坐骨神经牵拉法

坐骨神经由胫神经和腓总神经组成，自梨状肌下孔出骨盆，位于臀大肌的深面，经股骨大转子和坐骨结节之间下降至大腿后面，在腘窝上方两神经分开下行。

1. 适应证：腰椎间盘突出症导致的坐骨神经损伤引起的腰腿下肢疼痛，屈曲受限，骨盆旋移综合征。

2. 体征：腰椎侧弯，歪臀跛行，骨盆不对称。患侧下肢直腿抬高试验、加强试验阳性，腰、臀、大腿后部有扳机点（经筋病灶）。

3. 操作方法：以左侧为例，患者屈髋屈膝右侧卧位，小腿垂下。术者立于床的右侧，左手置于患者左膝关节，右手按着左小腿（图 4-22）。让患者双侧小腿尽力向上抬，与术者作对抗。保持这姿势 10～20s（图 4-23），稍作休息后可重复 2～5 次。

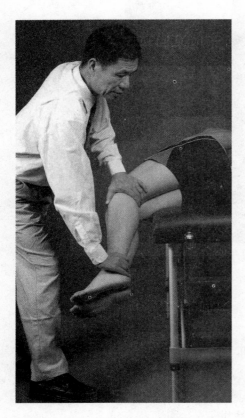

图 4-22　坐骨神经牵拉法

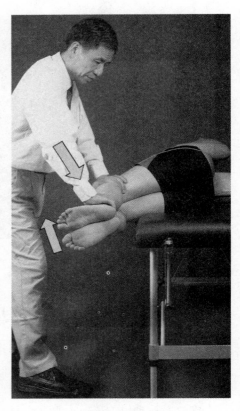

图 4-23　抗阻上抬小腿

4. 注意事项：该动作压的部位是小腿，其主要作用是通过下肢的杠杆力量让骶骨的主横轴扭转，腰椎间隙拉宽，使坐骨神经与突出的髓核或肿胀等组织分离开来，从而间接地消除疼痛。

第二节　肌筋膜松弛术

肌筋膜松弛术是针对筋膜生理特性的徒手技术。

一、手法特性

方法是以缓慢、持久的（90～120s）牵拉方式，直接施加力到肌肉或软组织上，达到增加肌肉的柔软度和消除软组织的僵紧或活动受限的目的。

二、与其他牵拉组织手法最大的差异处

肌筋膜松弛术用力的方向、大小和所用的时间，是根据患者的反馈加以调整的，即操作的过程不是取决于治疗者的主观意志，而是根据治疗者所接收到的反馈来决定。

三、不同于被动性关节手法或拉筋

肌筋膜松弛术并非以施力于关节的方式，不是"间接"牵拉软组织，而是"直接"施力于目标组织上。对于操作人员来说，如此方式可避免牵拉过程中同时施力到非目标组织，维持施力的精确性，还可避免造成二度伤害。

四、适应对象

不分性别、年龄，其直接作用有：减轻疼痛，松弛肌肉痉挛和挛缩，解除粘连，降低组织张力，对头痛、颞颌关节紊乱、腰肌痉挛等功能性障碍有效。

对整个人体的效应还包括：促进肌肉平衡和血液循环，纠正不对称及不良姿势，改善结构异常及因此而引起的功能障碍。

如果松弛的目标是硬脑膜和颅缝间的结缔组织（颅骶椎治疗），其疗效包括：缓解情绪障碍（过激、自闭、忧虑等）、睡眠障碍等，应用范围十分广泛。

五、颅底部松弛法

1. 双手放在枕骨基部，往患者头部方向牵拉，力度要足以抗衡头的重量，至绷紧点保持、等待松弛感发生，然后再行牵拉。重复操作到患者头部能轻松地由治疗师手支撑为止（图 4-24、图 4-25）。

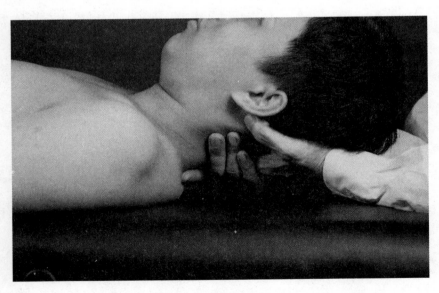

图 4-24 颅底部松弛法

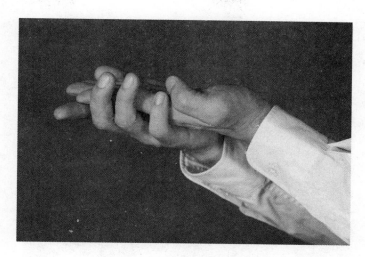

图 4-25　术者手的姿势

2. 双手交替从颈胸椎交界处推抚颈后肌群到枕骨基部。结束动作时指尖放于枕骨基部，而手掌则滑至枕骨下方（图 4-26）。

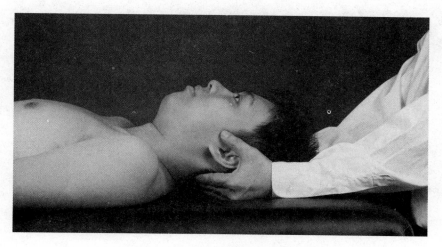

图 4-26　双手推抚颈后肌群

3. 操作垂直松弛法的手势，是用手指顶住枕骨基部，掌指关节弯曲呈 90°（图 4-27、图 4-28），直接牵拉枕后肌群。当肌肉松弛后，患者可能会自动将头抬高，这时可提示患者："尽量把您的头轻松地放在我的手指上。"

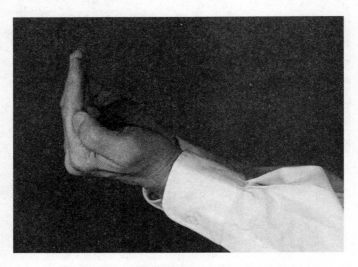

图 4-27 操作垂直松弛法的手势

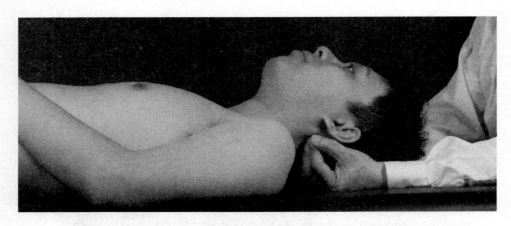

图 4-28 屈曲掌指关节来牵拉枕后肌群

4. 把手指的掌指、指间关节屈曲，手指尖用力，把患者的头向头顶方向拉（图 4-29 至图 4-31）。

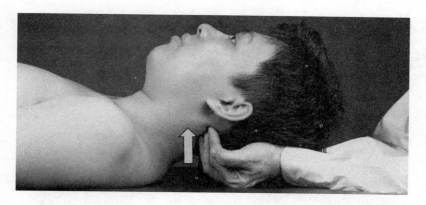

图 4-29　手指尖用力向上顶

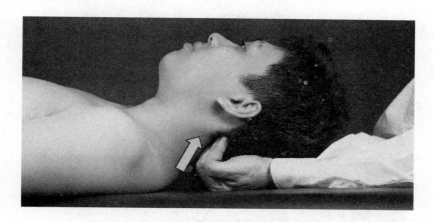

图 4-30　手指尖用力向头顶方向拉

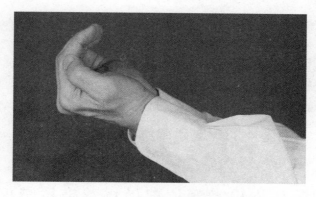

图 4-31　指尖用力的手势

5. 在持续牵拉的过程中，把双手向内旋，使指尖相对，让枕骨基部架在食指上继续做牵拉（图 4-32、图 4-33）。

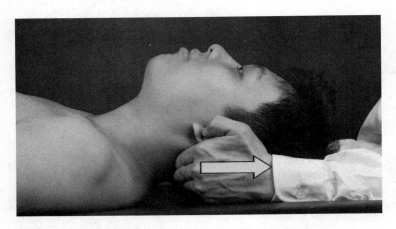

图 4-32 双手内旋，牵拉枕骨

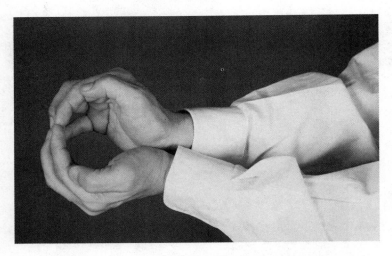

图 4-33 双手牵拉枕骨的手势

6. 用双手环抱患者颞枕部做持续牵拉至出现松弛感（图 4-34），然后缓慢地将双手松开，结束手法。

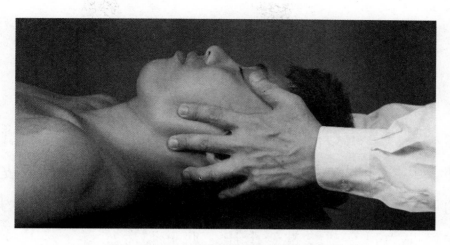

图 4-34 双手环抱颞枕部牵拉

7. 适应证：①枕后肌群紧张导致的头晕、头痛、牙痛、颞颌关节紊乱、健忘失眠；②五官科的眼、鼻、耳的非器质性病症；③中风后遗症、脑震荡后遗症、颈椎病、高血压等。

8. 禁忌证：①患者不了解也不尊重彼此的领域；②患者病情不稳定（例如不稳定的心绞痛）；③患者精神状态不佳，不相信治疗师。

9. 注意事项：①肌筋膜松弛术会降低血压，患者在治疗后要躺在床上 10min，确定无眩晕再起来；②肌筋膜松弛术可能会降低血糖，尤其是松弛深层扳机点。糖尿病患者应在治疗前先测血糖。容易发生低血糖者在治疗前先吃些甜食。1 型糖尿病患者在治疗后要再测血糖。

第三节　易罐治疗

用硅橡胶制作的易罐弹性好，把它放在皮肤表面，用手指按下，就可以随意吸附在颈项、四肢关节或皮肤有皱褶处，并能同时进行运动。通过牵拉、运动松解患部皮肤下的肌筋膜或经筋病灶，对不同病种、不同病因引起的末梢神经张力过高或皮神经卡压、肌筋膜激痛点、经筋病灶所产生的疼痛有效。易罐（2009 年获中国国家实用新型专利）的操作一看就懂，治疗方法简单易学，见效迅速。

1. 易罐的吸罐方法包括单拇指压法、双手拇指压法、内翻压法和单手勾按法。

（1）单拇指压法：把易罐放在治疗部位，用拇指按至易罐中央接触到表皮后再放松拇指（图 4-35 至图 4-37）。

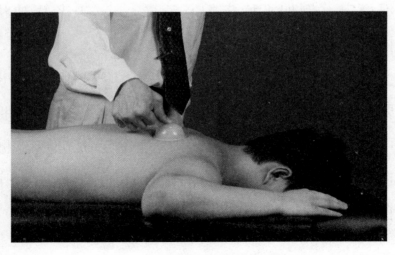

图 4-35　单拇指压易罐法

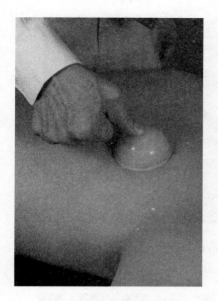

图 4-36　拇指置于
易罐顶部

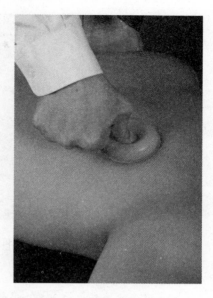

图 4-37　把易罐压扁

（2）双手拇指压法：用双手拇指把易罐捏扁后再接触
到治疗部位，然后放手（图 4-38 至图 4-40）。

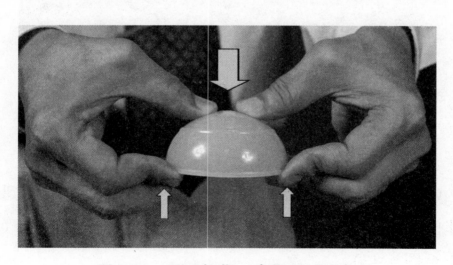

图 4-38　双手拇指、食指同时用力

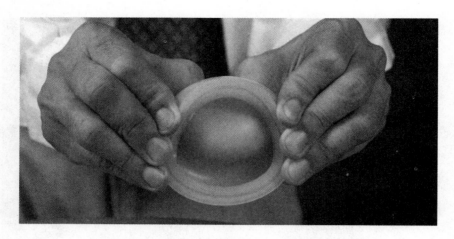

图 4-39 把易罐顶部压向底部

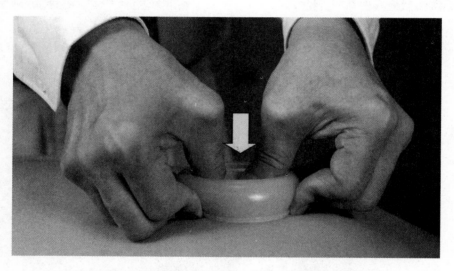

图 4-40 把易罐压扁置于治疗部位后松手

（3）内翻压法：把易罐往内翻，使易罐中央接触到治疗部位后再把易罐外翻，使易罐边缘紧贴皮肤后放手（图4-41至图4-43）。

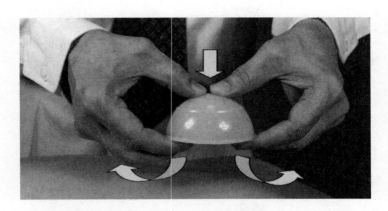

图 4-41　把易罐压扁置于治疗部位后松手

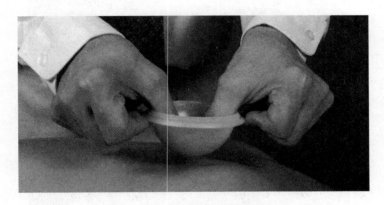

图 4-42　使易罐底部接触皮肤

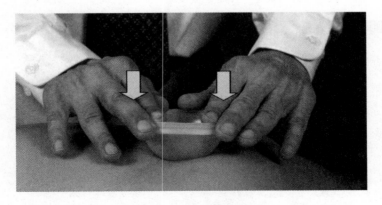

图 4-43　双手用力使易罐向外翻吸于皮肤上

（4）单手勾按法：把易罐放在治疗部位，用拇指按至易罐中央接触到表皮后再迅速把勾着易罐边缘的手指松开（图 4-44 至图 4-46）。

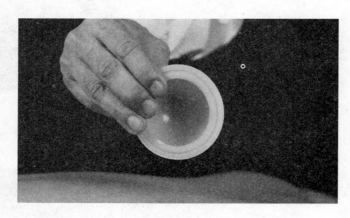

图 4-44　单手勾按法拿罐

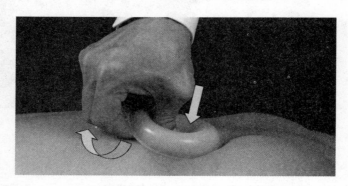

图 4-45　把易罐压扁后，食指、中指、环指迅速松开

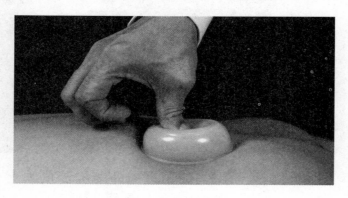

图 4-46　松开拇指

2. 松罐方法：用手对捏易罐两边就能取下易罐（图 4-47）。

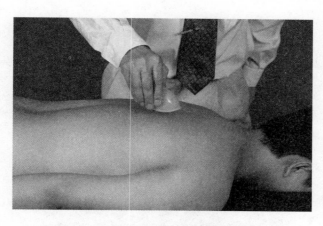

图 4-47　对捏易罐两边使罐松开

3. 易罐的使用方法包括运动罐、拉罐和闪罐。

（1）运动罐：先把罐按需要吸在治疗部位，再用手来拉罐或通过活动关节来牵拉皮肤和肌筋膜（图 4-48、图 4-49）。

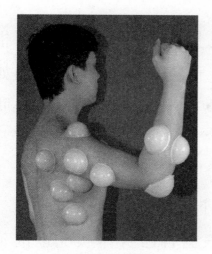

图 4-48　把易罐吸在治疗部位

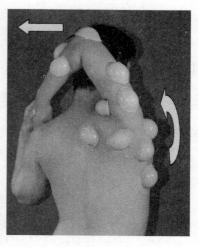

图 4-49　通过活动关节进行牵拉肌筋膜

（2）拉罐：先把罐吸在皮肤上，可以加点润滑剂，再轻捏着易罐沿着皮肤纹理或肌肉走向进行拉动（图 4-50）。

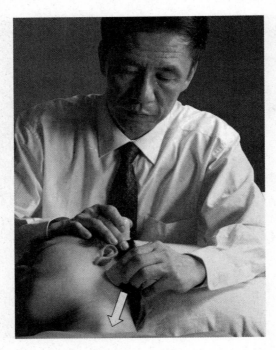

图 4-50　吸上易罐后进行拉动

（3）闪罐：先把罐吸在皮肤上（图 4-51），再用拇指和食指对捏易罐的两边，使罐松下来（图 4-52）。按照如上的方法，连续快速在治疗部位周围重复操作，至皮肤潮红。

4. 注意事项有以下 6 点。

（1）根据所吸部位的面积大小选择适宜的易罐。

（2）初次使用 1min，以后根据自己身体状况逐渐延长时间，但单个部位使用时间不宜超过 5min。

（3）做拉罐治疗时，动作宜缓慢、循序渐进，以患者

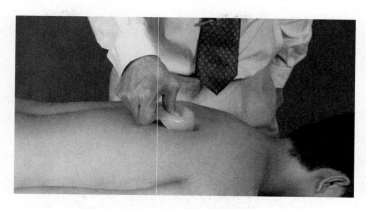

图 4-51　用单手勾按法吸上罐

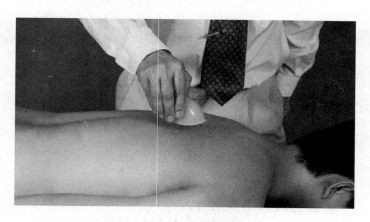

图 4-52　用对捏法松罐

不产生疼痛为准。拉罐时可以加点润滑剂（做面部治疗时切记要慎防润滑剂流入眼内）。面部治疗每 2～3 天 1 次，其余部位隔天 1 次。

（4）皮肤有过敏、创伤、已上节育环者及孕妇的腹部、腰骶部位，治疗部位有较大金属异物、装有心脏起搏器者等不宜用易罐。

（5）使用前先以清水洗易罐，或用 75％ 酒精消毒为宜。

（6）7周岁以下的儿童不宜使用本品。

一、易罐在颈椎部位的应用

经常伏案工作、常用电脑、枕头过高等原因，容易引起颈背疼痛、颈椎小关节错位或颈椎病。这些颈前屈的患者头部多向前倾，从生物力学的角度来看，这是"上交叉综合征"——与上斜方肌和胸小肌的紧张，斜角肌和前锯肌松弛有关。从肌筋膜的解剖来看，下颌、胸锁关节、剑突是颈胸部筋膜的部位，分布有二腹肌、舌上肌群、舌下肌群、脊椎前肌群、颈阔肌，以及胸大肌、胸小肌、锁骨下肌和胸骨肌等，长期颈前屈的动作可以导致这些肌群的紧张。

（一）易罐面颈胸部拉罐

1. 适应证：颈背疼痛、颈椎病，以及头痛、头晕、偏头痛、视力模糊、耳鸣、咽喉不适等疾病，是颈椎病、青少年驼背（上交叉综合征）、常使用电脑者背部疼痛的常用头面部手法之一；尤其适用于中老年人的颈椎肥大、颈肩综合征，颈椎椎间盘膨出、突出，以及非器质性心肺疾病引起的胸闷、胸痛、心律不齐。

2. 体征：头部前伸，肩膀耸起，双肩微微前翻。颈背部肌肉及胸小肌、胸大肌、锁骨下肌紧张，有扳机点或经筋病灶，压痛。另外胸骨柄和剑突有扳机点（经筋病灶），压痛，颈部屈伸和旋转受限（图 4-53 至图 4-55）。

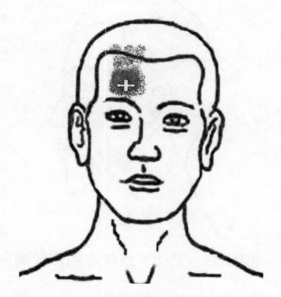

图 4-53　枕额肌扳机点的牵涉痛

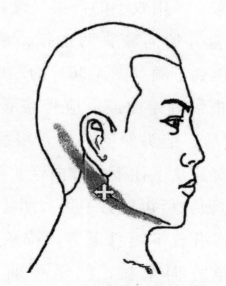

图 4-54　二腹肌扳机点的牵涉痛

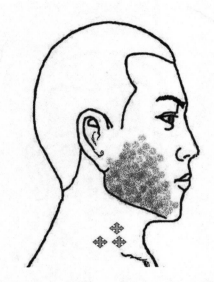

图 4-55　颈阔肌扳机点的牵涉痛

3. 操作方法：患者颈部垫圆枕头，使头部稍后仰平卧。①术者站在床头，用双手的拇指、食指分别捏着美容易罐，按照从印堂开始向额头两边拉，然后由眼周、面颊、鼻部、口周再到下颌（图 4-56）的顺序，依次从面部中间向两侧沿肌肉纹理走向或顺应骨骼形态单方向拉罐；②当面部牵拉完后，把头侧向一边，用易罐吸在乳突部位，沿着胸锁乳突肌从上往下单方向牵拉至胸锁关节，每边 3～6 次。一边做完后再做另一边（图 4-57）；③把头稍抬起（头后仰），沿着下颌骨下方，按从左到右的顺序，从上开始往下单方向牵拉，拉至颈前部的锁骨上窝（图 4-58）；④从胸锁关节开始向下拉至剑突，然后在胸骨沿锁骨下、肋间隙从中间向两边拉，每个部位 3～6 次（图 4-59）。每 2～3 天治疗 1 次。

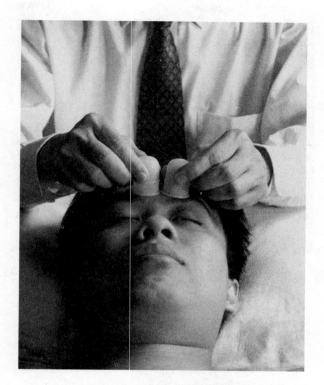

图 4-56　捏着易罐从印堂向额头拉

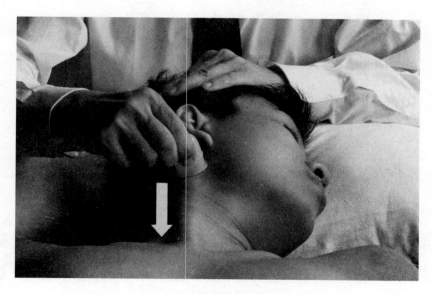

图 4-57　用易罐沿胸锁乳突肌牵拉

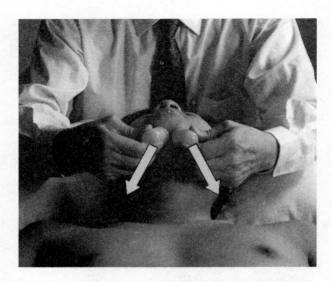

图 4-58　用易罐从下颌骨下方拉至锁骨上窝

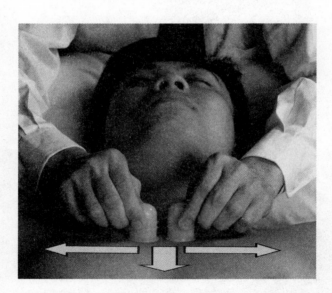

图 4-59　用易罐从胸锁关节拉至剑突，胸骨沿肋间隙拉

4. 注意事项：为避免面部出痧影响美观，易罐吸上就要拉动，拉罐的速度、拉力均宜缓慢柔和，拉至皮肤潮红即可。拉罐时发现有痧斑就停止该部位的治疗。

（二）易罐颈背部拉罐

1. 适应证及体征见"面颈胸部拉罐"。

2. 操作方法：患者俯卧位，术者站在床头，用双手的拇指、食指分别捏着美容易罐，同时从双侧的风池穴开始。①沿着颈椎、胸椎棘突两旁拉罐；②沿着颈、肩井穴、肩峰，由上至下拉罐 4～8 次；③分别从第 1～7 胸椎棘突开始，由中间向肩部拉罐 4～8 次（图 4-60）。

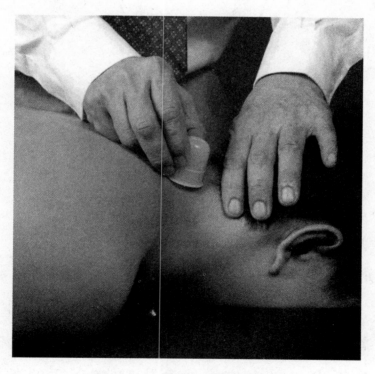

图 4-60　易罐颈背部拉罐

3. 注意事项：这是松弛项部扳机点或经筋病灶疼痛的有效方法（图 4-61）。

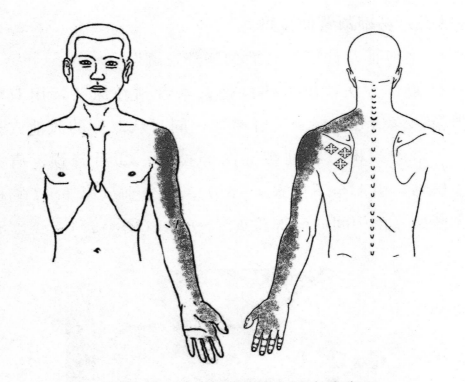

图 4-61　冈下肌扳机点的牵涉痛

二、易罐在胸椎部位的应用

(一)易罐背部、腰部拉筋

1. 适应证：颈部、背部、腰部大范围疼痛，同时患有颈椎、腰椎病。该法是颈椎病，青少年驼背（上交叉综合征），常使用电脑者颈部、背部、腰部疼痛，脊柱侧弯，腰椎间盘膨出、突出症，骨盆旋移综合征的常用手法之一。

2. 体征：颈部、背部、腰部、臀部肌肉紧张，有扳机点（经筋病灶），压痛，颈部、腰部屈伸和旋转受限。

3. 操作方法：患者俯卧位，在右肩胛部及左臀部各吸上 6 个易罐。术者站在床边，双手分别握住两边的易罐向相反方向拉紧后停顿 2～4s，再迅速抖动一下，接着放松，然后重复 6～8 次（图 4-62、图 4-63）。做完后，在左肩胛部及右臀部按上述方法重复做。

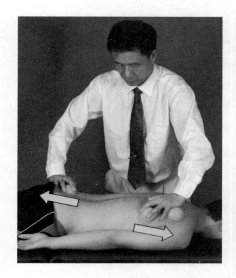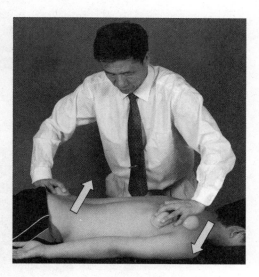

图 4-62 摇着易罐对拉 　　图 4-63 双手迅速向相反方向抖动

4. 注意事项：如果有助手，可以在双侧肩和臀部同时吸上易罐，让助手握住肩部易罐，术者握住臀部易罐，按上述方法同时对拉，效果更好（图 4-64、图 4-65）。

（二）易罐肩部拉筋

1. 适应证：颈背部疼痛、颈椎病，以及头痛、头晕、偏头痛、视力模糊、耳鸣、肩部活动障碍等疾病。该法是颈椎病、青少年驼背（上交叉综合征）、常使用电脑者背部疼痛、脊柱侧弯的常用治疗手法之一。

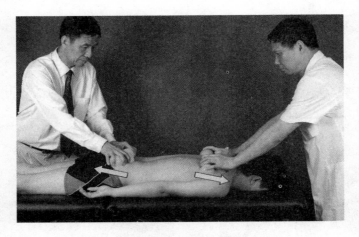

图 4-64　两人握着易罐对拉

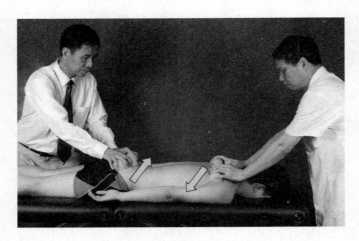

图 4-65　两人同时迅速向相反方向抖动

2. 体征：颈背部、肩部肌肉及胸小肌、胸大肌、肩胛下肌等紧张，有扳机点（经筋病灶），压痛，颈部和肩部上举活动受限。

3. 操作方法：以左侧为例，患者右侧卧，右下肢半屈曲位，左臂上举，分别在左侧腋下、左背部、胸小肌部共吸上 6～8 个易罐。术者用一只手握患者左腕部，另一只手托左肘部，缓慢把左上肢向上拉至有障碍时保持 10～20s，然后把左上肢向下放松一下后再重复上述动作 3～6次（图 4-66、图 4-67）。

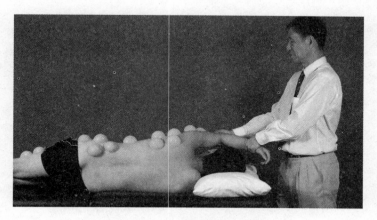

图 4-66　易罐肩部拉筋

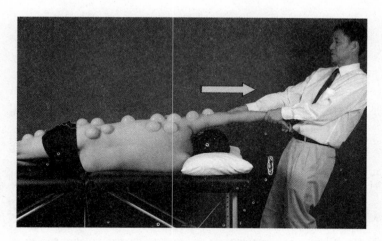

图 4-67　术者将左上肢拉至有障碍时保持 10～20s

4. 注意事项：①把易罐吸在腋下向上拉，是治疗肩部上举受限的有效方法；②由于胸椎段的脊柱侧凸与左侧的背阔肌紧张有关，故治疗时只需拉左肩部（图 4-68）。

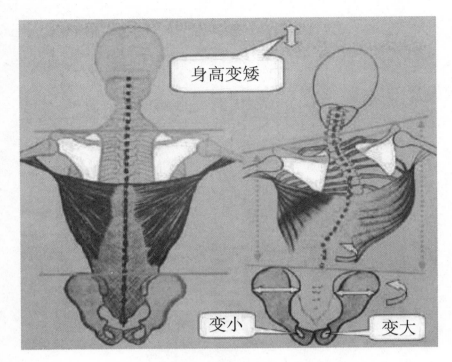

图 4-68　脊柱侧凸示意图

三、易罐在腰椎部位的应用

（一）易罐拉髂腰肌

髂腰肌包括腰大肌和髂肌，位于腹部。前者起于第 12 胸椎至第 5 腰椎的横突、椎体和椎间盘，后者起于髂骨窝，两者同止于小转子。体表触诊仅在小转子能触及。

1. 适应证：腰腿疼痛明显，久坐后站立时要等相当时间才能挺直上身，腰椎骨质增生及腰椎间盘膨出和腰椎间盘突出引起的髂腰肌痉挛、腰部难以伸直，这种体征又名"下交叉综合征"（图 4-69）。

2. 体征：人体呈前弓状，腰部生理前凸消失变平，甚至反张，腰难以伸直，活动受限。腰臀部肌肉和中下腹

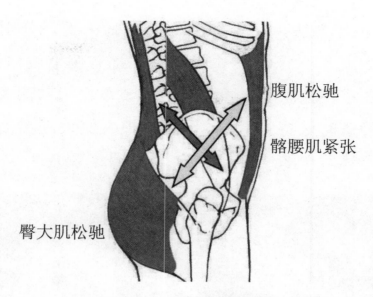

图 4-69　下交叉综合征

腹肌松弛

髂腰肌紧张

臀大肌松弛

部肌肉紧张，有扳机点（经筋病灶），压痛（图 4-70），腰部后伸试验阳性。

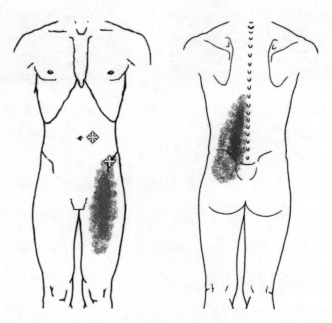

图 4-70　髂腰肌的 2 个牵涉痛

3. 操作方法：患者仰卧，以右侧为例，分别在腹部和右侧大腿各吸上 6～9 个易罐后，把右侧下肢移到床边，术者用右手环抱患者右膝关节上方，缓慢把右侧大腿向下按至有障碍时保持 10～20s，然后把右侧大腿抬高一下后再重复上述动作 3～6 次（图 4-71、图 4-72）。

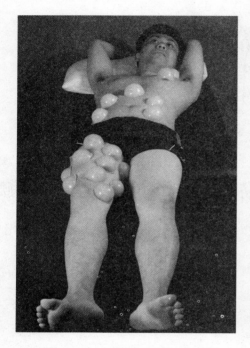

图 4-71　在腹部与大腿
吸上易罐

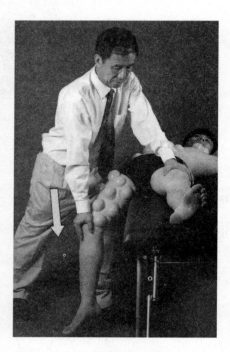

图 4-72　缓慢把大腿向下
按至有障碍时保持 10～20s

4. 注意事项：①这是治疗髂腰肌紧张导致的腰难以伸直的方法，治疗能当场见效；②倘若双侧髂腰肌都紧张时，可以先做轻的一侧，然后再治疗重的一侧。

（二）易罐拉腰方肌、髂胫束

腰方肌起于髂骨嵴和髂腰韧带，止于第 12 肋和第 1～4 腰椎横突，具有侧屈腰椎作用。髂胫束是全身最厚的筋膜，由阔筋膜张肌和臀大肌的腱膜组成，前者起于髂前上棘，后者起于髂骨外面和骶骨背面；髂胫束止于胫骨外侧髁及髌骨外侧缘，能使大腿外展和后伸，站立时固定骨盆和躯干。髂胫束紧张能使骨盆旋移（图 4-73）。

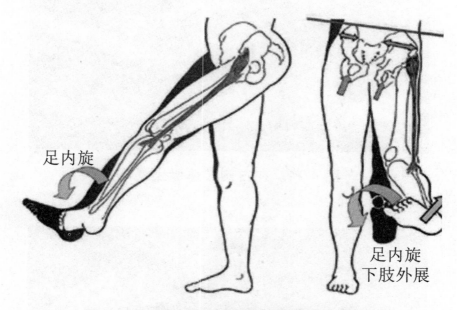

足内旋

足内旋
下肢外展

图 4-73 髂胫束紧张使骨盆旋移示意图

1. 适应证：腰臀部疼痛，腰部侧屈受限，骨盆旋移综合征，双膝并拢下蹲困难。

2. 体征：腰臀部和大腿外侧肌肉紧张，与腰三横突都有扳机点（经筋病灶），压痛明显，大腿内收疼痛，双膝并拢下蹲困难。

3. 操作方法：以右侧为例，患者背部靠床沿左侧卧，左下肢半屈曲位，右臂上举手拉住床头，分别在右侧腋下、右腹部、髋部、大腿外侧共吸上 10 个左右易罐。术者用双手环抱患者右小腿，缓慢把右下肢从患者身体后方向下按压，到有障碍时保持 10～20s（图 4-74、图 4-75），然后把右下肢抬高一下后再重复上述动作 3～6 次。

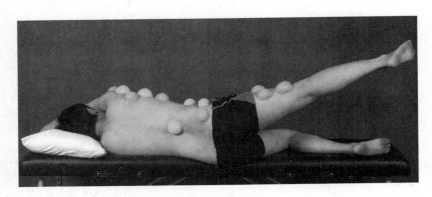

图 4-74　在右侧肢体吸上易罐

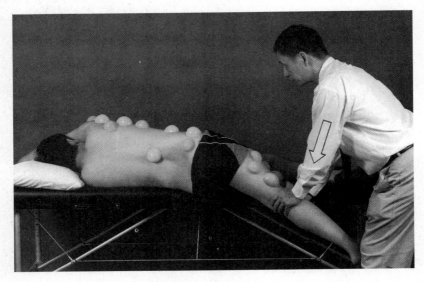

图 4-75　缓慢把右下肢向下按压至有障碍时保持 10～20s

4. 注意事项：①这是治疗腰方肌紧张导致的腰难以侧屈及腰三横突综合征、髂胫束损伤相当好的方法，治疗能当场见效；②倘若双侧腰腿都有疼痛时，可以先做轻的一侧，再治疗重的一侧。

四、易罐在骨盆部位的应用

臀部、髋部及大腿部附着有众多的肌肉用来稳定骨盆、运动腰和髋关节。当这些肌肉受损伤变得不协调时，会引起关节功能紊乱，甚至导致骨盆旋移综合征。消除受损部位上的肌筋膜扳机点（经筋病灶），是治疗骨盆旋移综合征的方法之一。

（一）易罐拉内收肌

1. 适应证：腰臀部疼痛，腰椎侧弯，腰椎骨质增生，腰椎间盘膨出、突出症伴有骨盆旋移综合征。

2. 体征：歪臀跛行，腰臀部和大腿内侧肌肉紧张，有肌筋膜扳机点（经筋病灶），压痛明显，双下肢不等长，有阴阳脚，"4"字试验阳性。

3. 操作方法：①患者仰卧，以右侧为例，在右侧大腿内侧吸上 6～8 个易罐，在腹部及左上胸部吸上易罐。术者左手按左髂前上棘固定骨盆，右手推患者右下肢外展，至有障碍时保持 10～20s（图 4-76、图 4-77）。放松片刻后再重复上述动作 3～6 次；②患者站立位，双脚平肩宽。按上述方法吸上易罐后做下蹲动作，至有障碍时保持 10～20s（图 4-78、图 4-79）。然后放松，再重复上述动作 6～10 次。

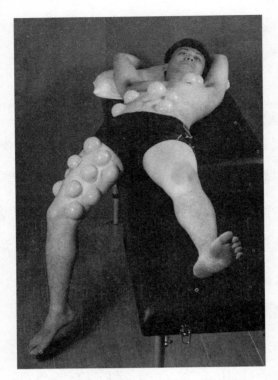

图 4-76　在腹部、左上胸部和右侧大腿前内侧吸上易罐

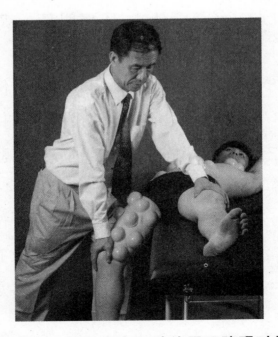

图 4-77　固定骨盆，推患者右下肢外展至障碍时保持 10～20s

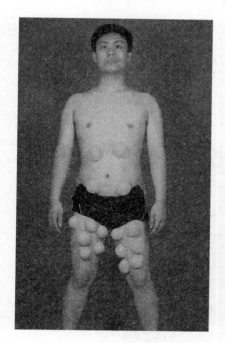 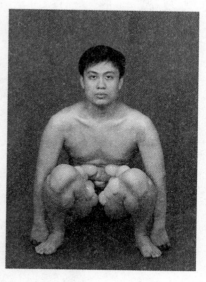

图 4-78　在腹部和
大腿吸上易罐

图 4-79　做下蹲动作至有
障碍时保持 10～20s

4. 注意事项：①吸在大腿根部（内收肌的起点）起码要有 2 个易罐；②这是治疗骨盆旋移综合征的有效方法。

（二）易罐拉股四头肌

1. 适应证：膝关节疼痛、膝关节退行性关节炎（膝关节增生）、膝关节半月板损伤、膝关节置换术后（手术后 1 个月，在医生指导下进行）等有屈伸困难。

2. 体征：腰臀部和大腿前面肌肉紧张，有肌筋膜扳机点（经筋病灶），压痛明显，髌骨摩擦试验阳性，屈伸受限，下蹲及上下楼梯困难。

3. 操作方法：患者坐在床边或办公桌边，以右侧为例，在右大腿根部至膝部前面共吸上 10 个易罐，患者主动反复做右膝关节的屈曲和伸直动作（图 4-80 至图 4-83），累了稍作休息后再做 3～5min。

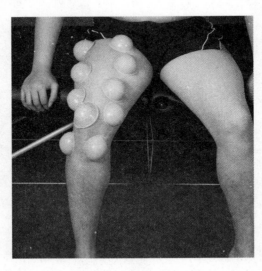

图 4-80　在大腿根部至膝部前面吸上易罐

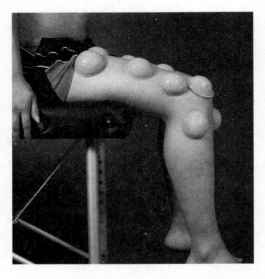

图 4-81　在大腿根部至膝部前面吸上易罐

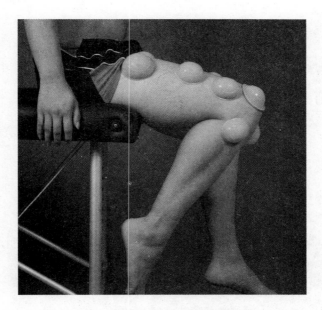

图 4-82　做右膝关节的屈曲动作

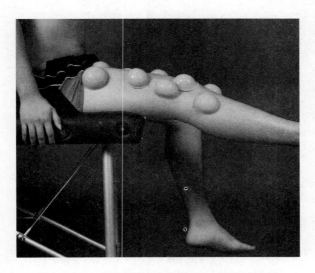

图 4-83　做右膝关节的伸直动作

　　4. 注意事项：①床的高度要求是足下垂时脚跟碰不到地，这样方便膝关节屈伸；②这是治疗膝关节损伤既简单又见效快的方法。

五、易罐在脊柱侧弯的应用

脊柱侧弯是指脊柱在冠状面上一个或多个节段偏离身体中线向侧方形成弯曲（一部或大部偏离躯干中轴线而凸向一侧），多半还伴有脊柱的旋转和矢状面上后凸或前凸增加或减少、肋骨和骨盆的旋转倾斜畸形以及椎旁的韧带肌肉的异常（图4-84）。

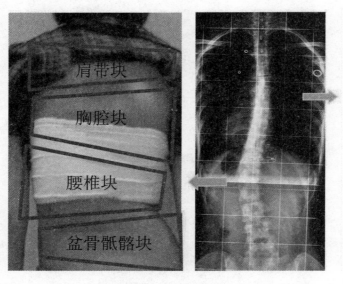

图 4-84　脊柱侧弯示意图

脊柱侧弯按性质分：①先天性脊柱侧弯是指脊柱结构发生异常，即出生后有椎体畸形，还有肋骨发育的异常，导致脊柱发生倾斜与侧弯。临床较少见，多需要手术矫正；②特发性脊柱侧弯是指脊柱结构基本没有异常，由于神经肌肉力量的不平衡，导致脊柱原来应有的生理弯曲变成了病理弯曲，即原有的胸椎后凸变成了侧凸等。临床常见，多由于长期不良姿势和不良生活习惯引起，多数可以通过保守治疗取得效果。

1. 适应证：轻度至中度青少年特发性脊柱侧弯，女性多于男性，以胸弯右侧凸、腰弯左侧凸为多。

2. 体征：脊柱侧弯通常发生于颈椎、胸椎或胸部与腰部之间的脊椎，也可以单独发生于腰背部。侧弯在脊柱一侧出现，呈"C"形；或在双侧出现，呈"S"形。它会减小胸腔、腹腔和骨盆腔的容积量，还会降低身高。肩和骨盆的倾斜，长期不对称姿势，优势手、下肢不等长，肌肉凸侧组织紧张，凹侧组织薄弱、被牵拉。

3. 操作方法：在背部、腰部、臀部共吸上 12～18 个易罐。

（1）坐姿体态矫形：坐在凳子上，上身尽量向左侧倾斜，左上臂搁在床上，以矫正躯干原来的畸形。左下肢搁在右小腿上（图 4-85a、图 4-85b）。累了稍作休息后再做 3～5min。适用于胸弯右侧凸、腰弯左侧凸者。

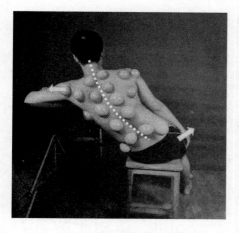

图 4-85a　坐姿体态矫形

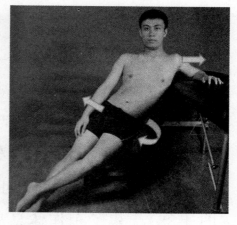

图 4-85b　坐姿体态矫形

（2）跪姿体态矫形：跪在床上，上身尽量向左侧倾斜，左手撑在床上，右手上抬置于右肩上，以矫正躯干原来的畸形（图4-86）。累了稍作休息后再做3～5min。适用于胸弯右侧凸、腰弯左侧凸者。

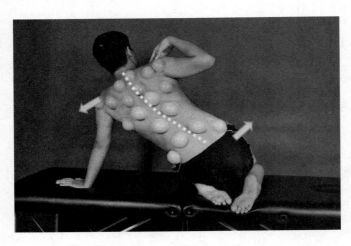

图4-86　坐姿体态矫形

（3）站姿体态矫形：站立位，双手上举，右手握着左手腕。左肩用力把上身拉向左侧，右侧臀部用力把腰臀部拉向右侧，以矫正躯干原来的畸形（图4-87）。累了稍作休息后再做3～5min。适用于胸弯右侧凸、腰弯左侧凸者。

（4）站姿举手体态矫形：站立位，左手上举置于墙上。左肩用力把上身压向左侧，右手上抬置于右肩上，右侧臀部用力把腰臀部拉向右侧，以矫正躯干原来的畸形（图4-88）。累了稍作休息后再做3～5min。适用于胸弯右侧凸、腰弯左侧凸者。

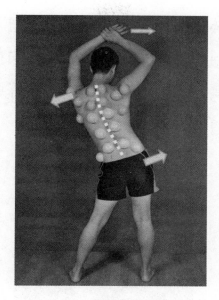

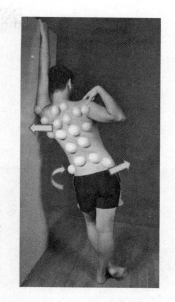

图 4-87　站姿体态矫形　　　　　图 4-88　站姿举手体态矫形

（5）单脚站姿体态矫形：左脚站立，右脚搁在凳子上。左手叉腰，右手上抬置于右肩上，上身尽量左倾，以矫正躯干原来的畸形（图 4-89）。累了稍作休息后再做3～5min。适用于胸弯右侧凸、腰弯左侧凸者。

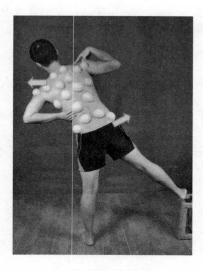

图 4-89　单脚站姿体态矫形

（6）站姿勾脚、跖脚前倾体态矫形：站立位，先把双脚尖向上勾起，然后站稳，再跖起脚跟，同时上身挺直向前倾 5°（图 4-90a、图 4-90b）。重复 8～10min，主要是锻炼腰部的多裂肌和腿部的肌肉，增加脊椎核心肌群的稳定性。

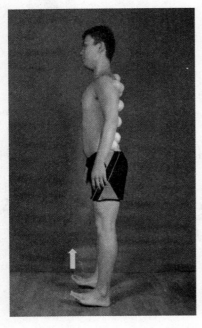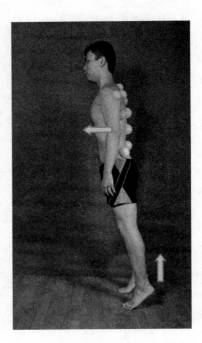

图 4-90a　站姿勾脚　　　图 4-90b　站姿跖脚
前倾

（7）右侧卧垫胸体态矫形：右侧卧位，在右肩右胸部下方垫枕头。左手上举过头，搁在与肩部等高的凳子上。双侧下肢屈髋屈膝，双膝关节中间夹软枕（图 4-91）。适用于上胸部右凸者。

（8）左侧卧垫臀体态矫形：左侧卧，左侧臀部下方垫枕头，双侧下肢稍微屈曲（图 4-92）。适用于腰臀部左凸者。

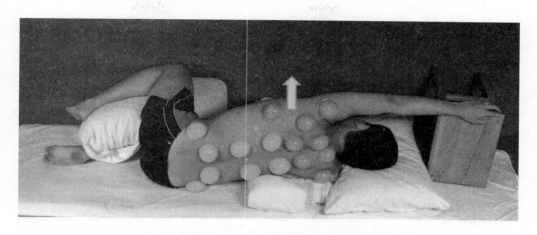

图 4-91 右侧卧垫胸体态矫形

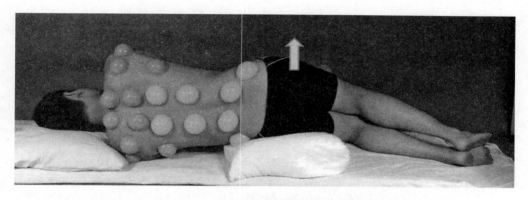

图 4-92 左侧卧垫臀体态矫形

4. 注意事项有以下 2 点。

（1）脊柱侧弯度数过大（Cobb 角达 40°时已经是手术治疗的标准），不宜用以上锻炼。

（2）脊柱侧弯除了有软组织的因素外，还有颈椎、胸椎、腰椎和骨盆等关节的错位，配合手法进行纠正，疗效会更好。

第四节　滚压治疗

握着带把的圆形滚压棍（可以用擀面杖代替）施加向下的力，通过木棍传达到治疗部位，然后再做向前推或向后拉、扇形推或扇形拉的动作，利用滚动摩擦的力来牵拉、松解肌肉较厚或面积较大部位皮肤下的肌筋膜或经筋病灶，对各类不同病种、不同病因引起的末梢神经张力过高或皮神经卡压、肌筋膜扳机点（经筋病灶）所产生的疼痛有效。

一、注意事项

1. 滚压治疗的对象是青壮年，适用于肌肉较厚或面积较大部位皮肤下的扳机点（经筋病灶），如肩胛部、臀部、大腿和小腿后方。

2. 患者采用舒适的卧位姿势，身体下方垫有软枕。治疗时动作宜缓慢、循序渐进，以不令患者产生疼痛为准。

3. 治疗过程中要一直询问患者对治疗的感受，如不舒服时即停止治疗。

二、滚压治疗的方法

（一）肩胛部位滚压

1. 适应证：颈背部疼痛、颈椎病，以及头痛、头晕、偏头痛、视力模糊、耳鸣等疾病，颈椎病、青少年驼背

（上交叉综合征）、常使用电脑致背部疼痛；尤其适用于青壮年的颈椎肥大、颈肩综合征和颈椎椎间盘膨出、突出症。

2．体征：颈背部、肩胛部肌肉紧张，有扳机点（经筋病灶），压痛，颈部屈伸和旋转受限。

3．操作方法：患者胸部垫软枕头，使头部稍前倾，肩部外展，双手垂于床边。①术者站在床边，用滚压棍从肩胛下角推滚至颈部风池穴及肩部最高点 6～10 次（图 4-93）；②用滚压棍从乳突部沿颈部一直滚压到肩峰 6～10 次（图 4-94）；③术者一只手固定滚压棍于肩峰，另一只手用滚压棍在肩胛部位做来回扇形滚压 6～10 次（图 4-95a、图 4-95b）；④术者用滚压棍在两侧肩胛部位做来回扇形滚压 6～10 次（图 4-95c）。做完一侧再做另一侧。

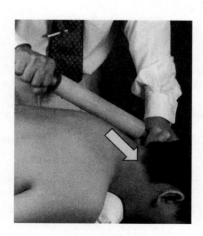

图 4-93　从肩胛下角推滚至颈部风池穴及肩部最高点

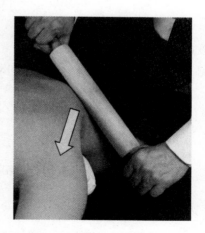

图 4-94　从乳突部沿颈部一直滚压到肩峰

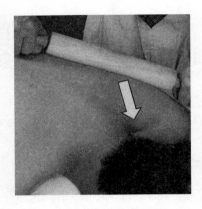

图 4-95a　在肩胛部位做来回扇形滚压

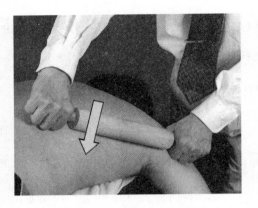

图 4-95b　在肩胛部位做来回扇形滚压

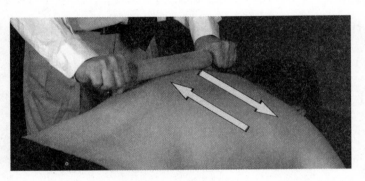

图 4-95c　在肩胛部位做来回扇形滚压

4. 注意事项：治疗时不能让患者感到疼痛及胸闷。

（二）臀部、大腿、小腿后方滚压

1. 适应证：腰肌劳损、腰臀部疼痛，腰椎间盘膨出、突出症，骨盆旋移综合征，膝关节退行性关节炎，腰部、膝关节活动受限。

2. 体征：腰臀、大腿和小腿后侧肌肉紧张，有扳机点（图 4-96、图 4-97），压痛明显，腰部、膝关节活动受限。

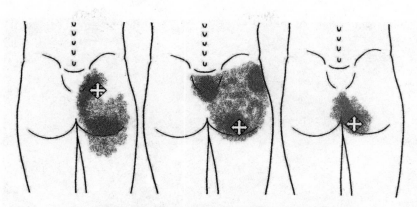

图 4-96　臀大肌的 3 个扳机点和牵涉痛

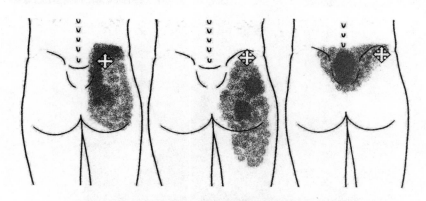

图 4-97　臀中肌的 3 个扳机点和牵涉痛

　　3. 操作方法：患者俯卧位，腹部垫软枕头。①术者站在患侧床边，用双手使滚压棍在腰骶部向大转子方向（图 4-98），以及在臀部从上到下纵向、从里向外横向滚压 6～10 次；②在患者小腿前方垫软枕头，使小腿呈半屈曲状。先用滚压棍在大腿后方做来回滚压 6～10 次，然后在小腿后方由下往上滚压 6～10 次（图 4-99）。

　　4. 注意事项：①治疗时不能让患者感到疼痛；②滚压小腿承山穴时力度一定要轻。

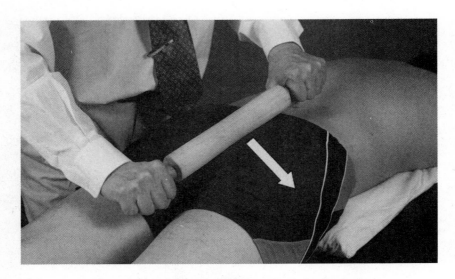

图 4-98　在腰骶部向大转子方向滚压

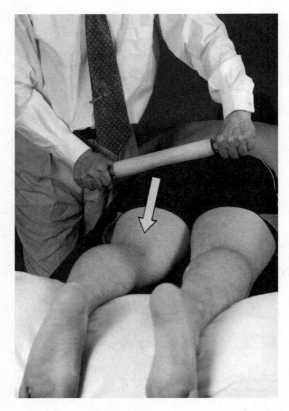

图 4-99　在腰骶部向大腿方向滚压

（三）臀部外侧及大腿、小腿外侧滚压治疗

1. 适应证：腰肌劳损、腰臀部疼痛，腰椎间盘膨出、突出症，骨盆旋移综合征，膝关节退行性关节炎，腰部、膝关节活动受限。

2. 体征：腰臀部、大腿外侧肌肉紧张，有扳机点（经筋病灶），压痛明显，腰部活动受限。

3. 操作方法：患者侧卧位，患侧向上，患侧膝关节向前屈曲，膝关节内侧垫软枕。术者站在床边，用滚压棍沿臀部外侧向大腿外侧滚压，一直滚压到小腿近端的外侧6～10次（图4-100a、图4-100b）。

4. 注意事项：治疗时不能让患者感到疼痛。

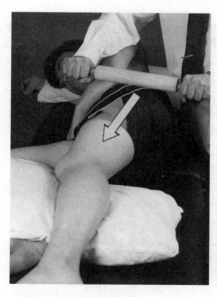

图 4-100a　沿臀部外侧向大腿外侧滚压到小腿

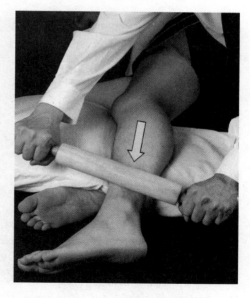

图 4-100b　沿臀部外侧向大腿外侧滚压到小腿

（四）大腿前方滚压治疗

1. 适应证：腰腿部疼痛，腰椎间盘膨出、突出症，骨盆旋移综合征，膝关节退行性关节炎，腰部、膝关节活动受限。

2. 体征：腰臀部、大腿前方肌肉紧张，有激痛点或经筋病灶，压痛明显，腰部、膝关节活动受限。

3. 操作方法：患者仰卧位，膝关节半屈曲，膝部下方垫软枕。①术者站在患侧，用滚压棍在髌骨上方向大腿根部滚压 6～10 次（图 4-101a）；②把患者膝关节半屈曲并外旋，膝关节外方垫软枕。用滚压棍在髌骨内侧向大腿根部滚压 6～10 次（图 4-101b）。

4. 注意事项：治疗时不能让患者感到疼痛。

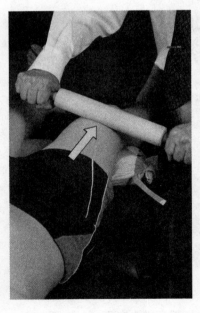

图 4-101a　在髌骨上方
向大腿根部滚压

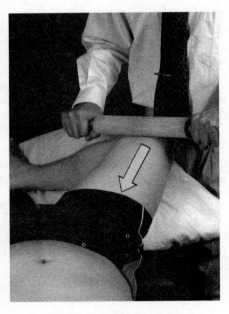

图 4-101b　在髌骨内侧
向大腿根部滚压

第五节　针刺治疗

用针刺来消除扳机点，或对经筋病症的"结灶"进行"消灶解结"，达到"灶去病除"的治疗目的。在国内外已经有相当多的方法，以下是一些结合肌筋膜链进行的针刺方法。

一、肩部、臀部运动针

在同一肌筋膜链的扳机点（经筋病灶）上用针刺后，患部和对称的肢体同时进行屈伸或旋转等运动。按生物力学把针刺、肌筋膜链和牵拉运动结合起来的治疗方法，既简单、上下同治，又有见效快捷的特点。

1. 适应证：冈下肌、小圆肌的扳机点（经筋病灶）引起的肩后部疼痛，如颈肩综合征、肩周炎等。臀中肌的扳机点（经筋病灶）引起的腰臀部疼痛、活动障碍，如腰肌劳损，腰椎退行性变，腰椎间盘膨出、突出症，骨盆旋移综合征等。

2. 体征：颈背部肌肉紧张，肩胛部的冈下肌、小圆肌有扳机点（经筋病灶），压痛，肩部活动障碍；或腰臀部肌肉紧张、臀中肌有扳机点（经筋病灶）、压痛、活动障碍。除此之外，在痛点所在的肌筋膜链上还可以找到其他的扳机点（经筋病灶）、压痛。

3. 操作方法：患者俯卧位，以右侧为例，先用拇指、

食指固定在肩胛部的扳机点或经筋病灶，消毒后直刺进
3～5支1寸针（图4-102），不捻转。然后在该肌筋膜链上
左侧的臀中肌、小腿腓肠肌等的扳机点（经筋病灶）用同
样的方法针刺。

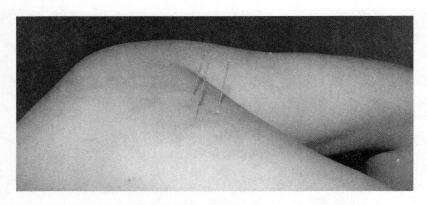

图 4-102　在肩胛部的扳机点进针

4. 运动：患者把双手向上举，当左手上举时右手放
下，右侧小腿屈曲与床面垂直。当右手上举时左手放下，
左侧小腿屈曲与床面垂直。双侧如游自由泳一样交替进行
10～20次（图4-103a、图4-103b）。

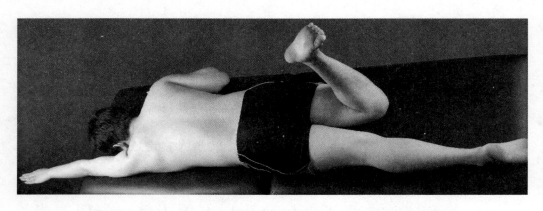

图 4-103a　左手上举时右手放下，右侧小腿屈曲

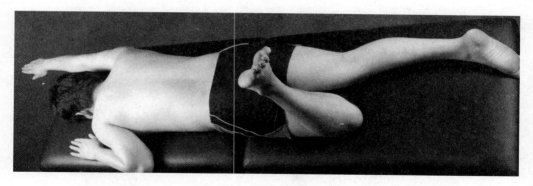

图 4-103b　右手上举时左手放下，左侧小腿屈曲

5. 注意事项：运动针的特点是开始运动时针刺部位又酸又痛，活动 4～6 次后酸痛会明显减轻。对于怕针刺者可以先用浅刺，术者帮助患者做被动运动，然后再做主动运动，并逐渐增加针刺深度（约 0.8 寸）。

二、臀部运动针加拉筋

1. 适应证：梨状肌损伤引起的腰腿疼痛、坐骨神经痛、骨盆旋移综合征、腰椎间盘膨出和腰椎间盘突出。

2. 体征：腰臀部肌肉紧张、梨状肌压痛明显，骨盆不对称，双下肢不等长，直腿抬高试验阳性（图 4-104）。

3. 操作方法：以左侧为例，患者右侧卧位。在梨状肌表面投影消毒后，分别用 3 支 3 寸针刺进入 2 寸，术者缓慢把左下肢向患肢腹部方向推，遇到阻力时停顿 10s，稍松弛一下后继续上推，反复到屈大腿 90°时，再把左足内旋拉紧梨状肌，遇到阻力时停顿 10s。在患者能接受的情况下再把针扎深点（图 4-105 至图 4-107）。

4. 注意事项：把运动针和拉筋结合起来治疗梨状肌损伤，见效较快。

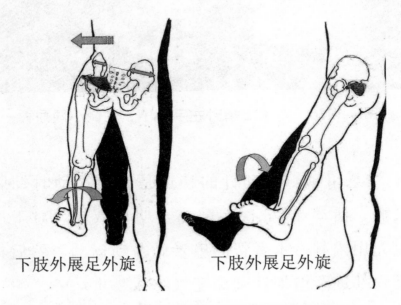

下肢外展足外旋　　　　　下肢外展足外旋

图 4-104　梨状肌牵拉引起骨盆移位

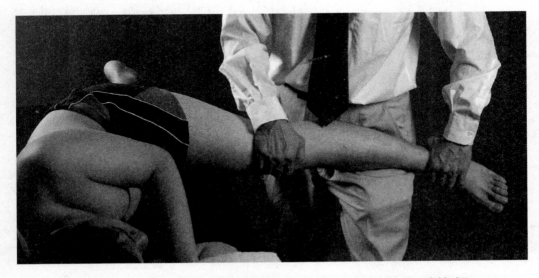

图 4-105　把左下肢向患肢腹部方向推，遇到阻力时停顿 10s

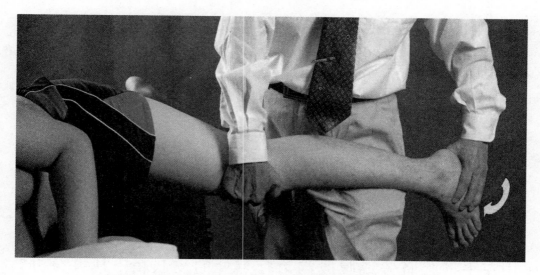

图 4-106　把左足内旋，遇到阻力时停顿 10s

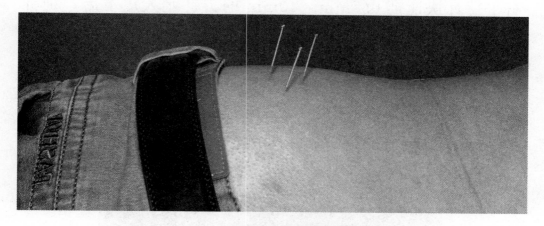

图 4-107　梨状肌表面投影消毒后进针

三、腹部刃针治疗

刃针有锐性或钝性 2 种方法来松解软组织痉挛、粘连和减压。锐性把软组织硬块、硬结切开，具有改善微循环、促进吸收的作用，是一种治疗扳机点（经筋病灶）疼痛很好的方法。

1. 适应证：腰腿疼痛明显、久坐以后站立时要等相当时间才能挺直上身，腰椎骨质增生，腰椎间盘膨出和腰椎间盘突出引起的髂腰肌痉挛使腰部难以伸直。

2. 体征：腰部及大腿近端肌肉紧张，在肚脐旁或腹股沟上有扳机点（经筋病灶），压痛。腰部活动障碍以就坐后伸直困难为主。在痛点所经过的这条旋转链之上，如对侧的肋弓、对侧的肩胛下角同样有扳机点（经筋病灶），压痛。

3. 操作方法：患者仰卧位，以右侧为例，消毒后，先用左手将肚脐旁或腹股沟治疗点处的皮肤稍下压并分开，右手持针快速把 0.5mm×40mm 的刃针刺入皮下后，把针身倾斜，针尖向着小转子方向，刃针针刀方向与皮肤表面平行地做扇形铲切 3～5 次；然后一只手捏着针柄，另一只手隔着皮肤捏着针身，带动针身做上下左右的旋转 1～3min 后再出针（图 4-108、图 4-109）。用同样的方法治疗对侧的肋弓、对侧的肩胛下角等扳机点（经筋病灶）。

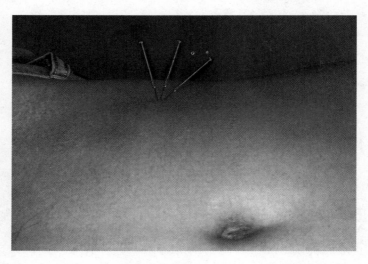

图 4-108　刃针针刀方向与皮肤表面平行，做扇形铲切 3～5 次

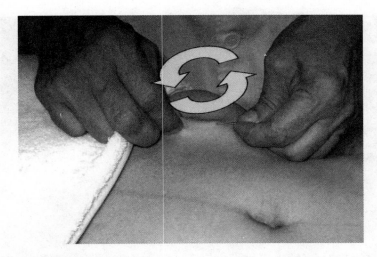

图 4-109 手隔着皮肤捏着针身，带动针身做上下左右的旋转

4. 注意事项：用刃针的刀口做扇形铲切目的是分离扳机点（经筋病灶）处的粘连。针只刺在皮下，由于该部位没有神经和血管，做扇形铲切及针体旋转治疗时都是没有疼痛感觉的。

四、腹部抖针治疗

1. 适应证和体征见"腹部刃针治疗"。

2. 操作方法：患者仰卧位，消毒后，先用直刺的方法使针尖过扳机点或经筋病灶处的皮下，再把针身与皮肤呈 15°，横向刺入 10～40mm，然后用消毒棉签压着针身，捏着针柄把针身弯曲成 90°，最后捏着针柄做上下抖动或左右拉动 5～10min，使病变部位疼痛减轻或痉挛部位松弛（图 4-110、图 4-111）。用同样的方法治疗对侧的肋弓、对侧的肩胛下角等扳机点（经筋病灶）。

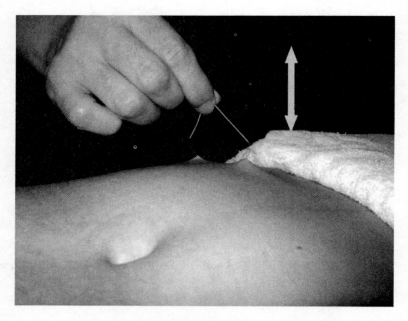

图 4-110　捏着两根针柄做上下抖动

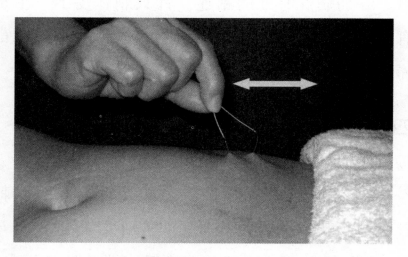

图 4-111　捏着两根针柄做左右抖动

3.注意事项：①这是笔者 5 年前在模拟浮针治疗时偶然发现的针法，其特点：解痉镇痛快，无须专用针具（成本低廉），治疗时不痛。可参考《脊柱相关疾病治疗学》；②对较大的经筋病灶（扳机点）较集中时，可用2～5支针按上述方法刺进病灶周围，用双手分别把相邻数根针的柄捏着并做抖动，效果更好（图4-112）。

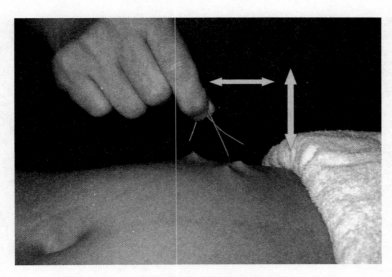

图 4-112　捏着数根针柄做抖动或拉动

五、肌筋膜链挑法治疗

1. 适应证：全身肢体疼痛的部位符合肌筋膜对角链分布者。右肩和左臀部同时疼痛，或左肘关节与右膝关节同时疼痛，或右侧腕关节与左侧踝关节同时疼痛。

2. 体征：在上肢与对侧下肢的疼痛部位肌肉紧张，在周围有扳机点（经筋病灶），压痛，关节活动障碍。

3. 操作方法：患者俯卧位，术者先用油性笔在患者疼痛部位的对角链做标志。左手用沾有碘伏的棉签消毒，右手拇指、食指捏2～3支一次性使用的无菌配药注射针，针尖对准标志部位从起点至止点，借助腕部迅速转动的力量挑刺皮肤表面，产生挑拨震动的声音，但不刺进皮内，不要求划破皮肤、不要求出血，使病变部位疼痛减轻或痉挛部位松弛（图 4-113、图 4-114）。

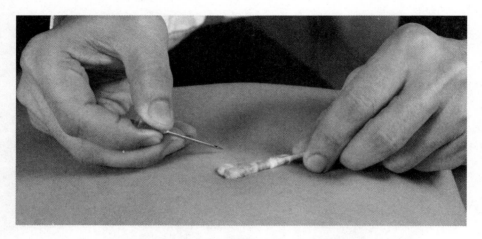

图 4-113　挑刺皮肤表面，不刺进皮内

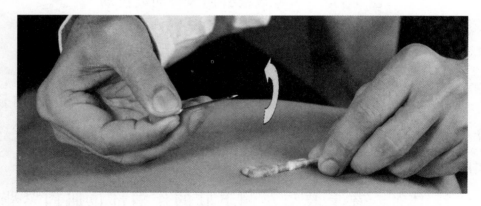

图 4-114　借助腕部迅速转动的力量挑刺皮肤表面

4. 注意事项：急性疼痛每天 1 次，慢性疼痛每周 2～3 次。要提高疗效，可以在患侧的对角链挑治后，在健侧的对角链也进行挑治。

六、肌筋膜链针刺减压治疗

1. 适应证：全身肢体疼痛的部位符合肌筋膜链分布。以颈项部疼痛为例。

2. 体征：颈项疼痛部位肌肉紧张，周围有扳机点（经筋病灶），压痛，颈部活动障碍。沿着跖腱膜→小腿三头肌→股后肌肉群→骶结节韧带→竖脊肌→枕下肌群→帽状腱膜这条背部浅表链用拇指和食指对捏，可以比较皮下筋膜的紧张度与松弛度。

3. 操作方法：患者俯卧位，在背部浅表链上凡是紧张的部位用拇指、食指捏紧，再用一次性牙科注射针（规格：0.5mm×38mm）迅速连续浅刺3~5下，可以很快使扳机点（经筋病灶）松弛，颈项部活动得到改善（图4-115）。

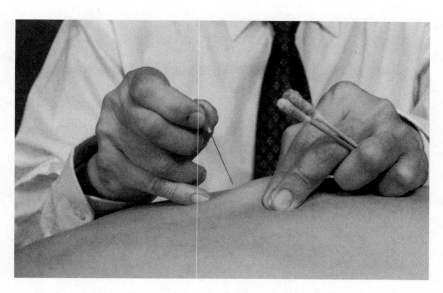

图4-115 拇指、食指捏着皮肤迅速浅刺扳机点

4．注意事项：牙科注射针的直径比常用的针灸针稍粗，不但锋利，而且容易进针，扎起来比针灸针疼痛相对轻，容易出现"抽搐"反应，减压效果也好。

第五章

预防锻炼物理操

关节周围的筋膜和肌肉松紧协调，是保证人体正常运动的前提。治疗扳机点（经筋病灶）的方法几乎都是把紧张的软组织放松，倘若同时把缺乏锻炼而松弛的肌肉调动起来，增强其张力，就能使关节和脊柱内外平衡保持稳定状态。用弹力带锻炼核心肌群就是为了达到这个目的。

第一节　用弹力带锻炼核心肌群

核心肌群包括背面的多裂肌、竖脊肌、腰方肌、臀大肌、臀中肌、臀小肌；正面的腹横肌、腹内斜肌、腹外斜肌、腹直肌、髂腰肌。

腰部多裂肌功能紊乱是引发下背痛的重要原因，因此锻炼多裂肌等核心肌群就能达到增强脊柱稳定性、缓解及解除下背痛的治疗目的。

跑、跳等传统锻炼是对抗地心引力的练习。自从弹性阻力训练工具出现，就改变了锻炼效果单一的局面，其中弹力带训练已成为国际最流行的加强心肺功能、改善体态的有氧康复和强化核心肌群的训练。

一、弹力带使用方法

做好热身动作，当一个锻炼动作达到最高点时，要稍微停一下，再缓慢恢复到开始位置，借助弹力带的阻力增强对肌肉的锻炼。

1. 调整阻力：可以将弹力带纵向折叠或绕在手掌上，让它变短，从而增强阻力。

2. 调整呼吸：弹力带锻炼是用力时呼气，而放松时吸气，与传统锻炼时的呼气与吸气相反。

3. 锻炼方案：每天进行 1～3 次，每项动作重复完成 4～8 次为 1 组，共进行 2～3 组，间隔休息 30～60s，根据个人身体状况逐渐增加动作次数。

4. 适应证：腰肌劳损、腰椎骨质增生、腰椎失稳、腰椎滑脱，骨盆旋移综合征，或久坐车后腰酸背痛、腰椎间盘膨出和腰椎间盘突出症缓解期引起的腰部疼痛，或腰部无力，腰椎侧凸症（图 5-1 黑色为正常体位，白色为异常）。

二、弹力带收腹抬腿

操作方法：将弹力带拉伸至膝部上方，并在膝部下方交叉；双手紧握弹力带两端并置于体侧，肘伸展；膝上举，使臀部离开床面，再缓慢复原（图 5-2、图 5-3）。重复完成 4～8 次为 1 组，共进行 2～3 组。

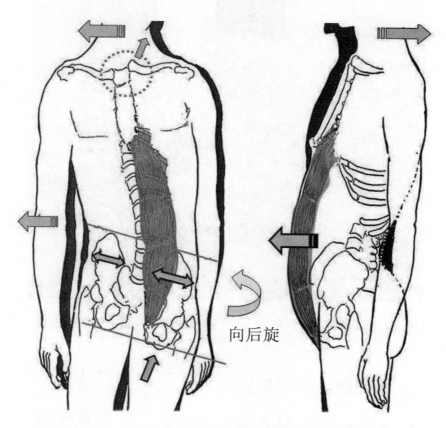

图 5-1 一侧的腹直肌松弛后引起骨盆移位

向后旋

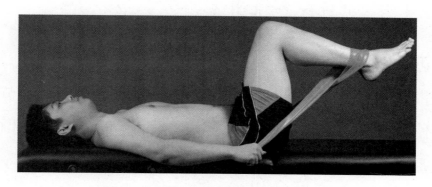

图 5-2 双手紧握弹力带两端并置于体侧

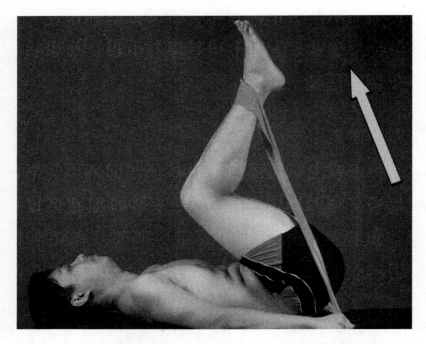

图 5-3　双手紧握弹力带，膝上举，使臀部离开床面

三、弹力带坐位腿外展

操作方法：以左侧为例，先将弹力带套在左脚，右手握紧弹力带，使左脚向外展，稍停顿，再缓慢复原，再用相反的姿势练习对侧肢体（图 5-4、图 5-5）。重复完成 4～8 次为 1 组，共进行 2～3 组。

四、弹力带卧位膝关节外展

操作方法：先将弹力带呈 "8" 字形套在双膝关节上，尽量使双膝关节向外展，稍停顿，再缓慢复原（图 5-6、图 5-7）。重复完成 4～8 次为 1 组，共进行 2～3 组。

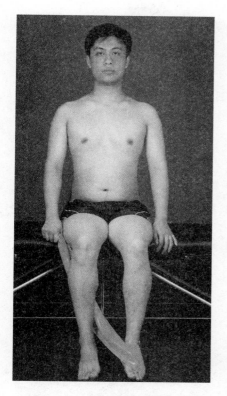

图 5-4　将弹力带套在
左脚，右手握紧弹力带

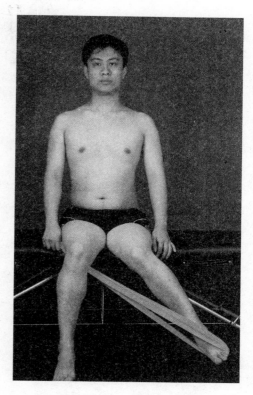

图 5-5　使左脚向外展

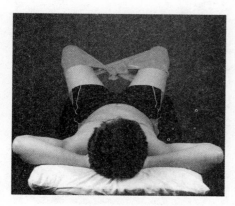

图 5-6　将弹力带呈 "8"
字形套在双膝关节上

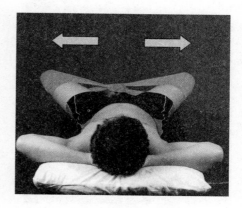

图 5-7　尽量使双膝
关节向外展

五、弹力带跪拉弯腰运动

操作方法：先双膝屈曲跪坐，双手握紧弹力带并将其绕在脚背做身体前屈动作，坚持一下后，再缓慢复原（图 5-8 至图 5-11）。重复完成 4～8 次为 1 组，共进行 2～3 组。

六、弹力带夹膝抬臀

操作方法：双脚平肩宽，屈髋屈膝，先用膝关节夹紧一卷纸（主要锻炼内收肌群），双手握紧弹力带并将其横跨骨盆，掌心向下，使臀部和背部尽量离开床面，坚持一下后，再缓慢复原（图 5-12、图 5-13）。重复完成 4～8 次为 1 组，共进行 2～3 组。

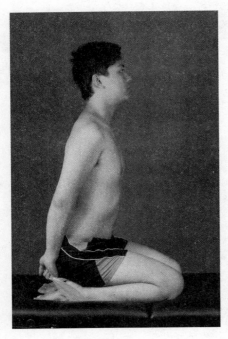

图 5-8　双手握紧弹力带并将其绕在脚背（侧面）

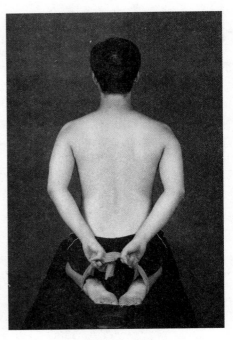

图 5-9　双手握紧弹力带并将其绕在脚背（背面）

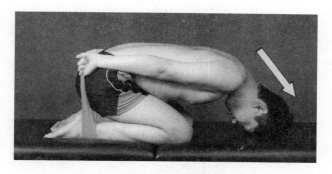

图 5-10　做身体前屈动作（侧面）

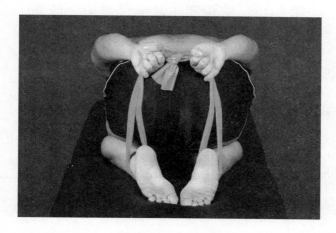

图 5-11　做身体前屈动作（背面）

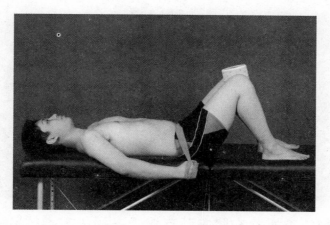

图 5-12　膝关节夹紧一卷纸，双手握紧弹力带

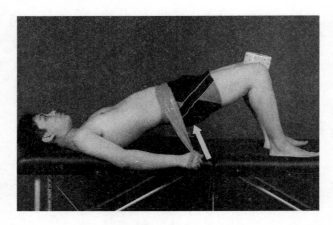

图 5-13　使臀部和背部尽量离开床面

七、弹力带单膝跪撑

四点跪姿，右膝关节和脚与左手着地，用右手握紧弹力带并将其绕在左脚下，使右上肢和左下肢伸直并保持身体平衡。坚持一下后再用相反的姿势练习对侧肢体（图 5-14）。重复完成 2～4 次为 1 组，共进行 2～3 组。

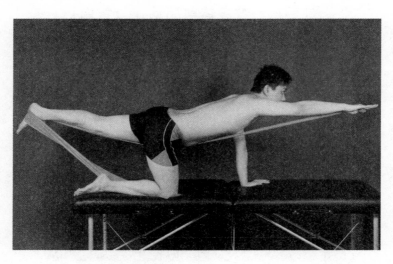

图 5-14　左手和右膝关节支撑，右手和左脚拉紧弹力带

第二节　脊柱养生操

长期面对电脑、卧床看电视等不良姿势易引起脊柱和肌肉的静力性劳损，不协调的运动则易引起动力性损伤，出现扳机点（经筋病灶），以致产生诸多不适。更有甚者，因肌筋膜和肌肉的紧张引起小关节的错位，引起脊柱相关疾病。

脊柱养生操的思路源于龙层花教授最先提出的"脊椎病因"这一概念，她创造了治脊疗法，通过正骨推拿、理疗、针灸等方法治疗脊椎错位，再用纠正不良姿势、练脊柱保健功的方法预防复发，巩固脊椎的稳定性。

在脊柱养生操里，通过躺在床上的自我按摩、牵拉肌筋膜、消除扳机点（经筋病灶）酸痛，增强核心肌群训练，达到消除脊柱周围的不适感，加强脊柱稳定性的目的。通常是入睡前抽出 5～10min 来及时消除扳机点（经筋病灶）带来的不适，这能预防脊柱病的发生、发展，促进脊柱病的康复。

一、侧卧捏颈

侧卧位，颈部自下而上用食指、中指、环指与掌部捏拿，每处捏 6 次。手指触及枕骨附近等有肿痛处，可在该处捏住，保持 10～20s。捏完一侧再捏另一侧，以左右转颈均感舒适为度（图 5-15）。

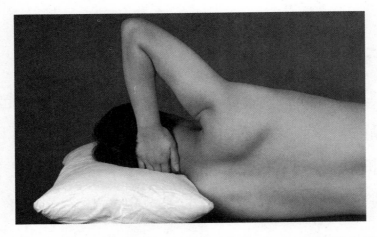

图 5-15 用食指、中指、环指与掌部自上而下捏拿颈部

1. 作用原理：颈部的疼痛大多与颈枕部的扳机点（经筋病灶）有关，把这些致痛因素消除，颈部紧张的肌筋膜松弛后，颈椎轻微的移位（错位）也会得到纠正。

2. 适应证：颈肩部疼痛、颈椎病、头晕头痛、失眠、肩周炎。

二、仰卧转头

仰卧位，以左侧为例，右手托头后颈部，头向左转30°，左手掌托下颌部（左手各指朝向左耳），左手向后上方推下颌部，使头尽量仰起并转向左上方，保持 10～20s。双手换位，如法再做左侧，如有头颈单侧麻痛，应先做健侧，再做患侧（图 5-16、图 5-17）。

1. 作用原理：上段颈椎的主要活动是点头和转头，该动作能松弛枕后肌筋膜，消除引起头面部不适的枕颈部扳机点（经筋病灶）。

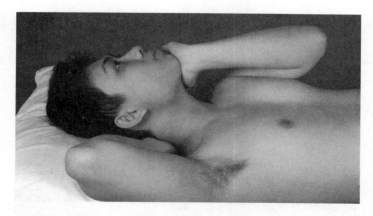

图 5-16　右手托头后颈部，头向左转 30°，左手掌托下颌部

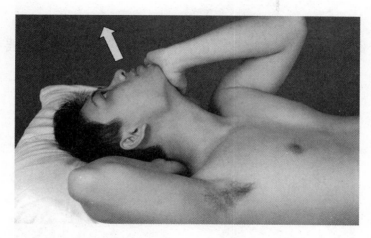

图 5-17　左手向后上方推下颌部

2. 适应证：颈椎病引起的头晕、头痛、偏头痛、失眠、视力下降、视物模糊、脑卒中后遗症、脑震荡后遗症等。

三、仰卧转身

仰卧位，双手伸直，眼睛注视双手；双下肢屈膝，双脚平肩宽。双手尽量向左摇的同时，头向左转；双下肢屈膝尽量向右摇，保持 10～20s 后，再如法做右侧。重复做 6～10 次，活动不利的一侧可以多做几次（图 5-18、图 5-19）。

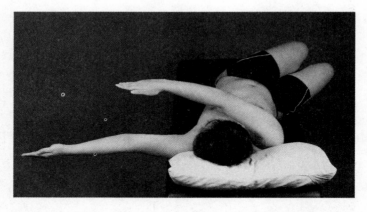

图 5-18　双手向左摇的同时，双下肢屈膝向右摇

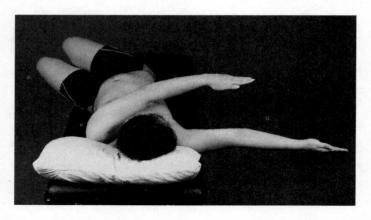

图 5-19　双手向右摇的同时，双下肢屈膝向左摇

1. 作用原理：脊柱周围肌筋膜的松紧不协调，会导致疼痛及椎骨的移位（错位），刺激相应的神经、血管产生诸多不适。放松紧张的肌筋膜，消除扳机点（经筋病灶），移位的椎体便可逐渐恢复正常功能。

2. 适应证：颈椎、胸椎、腰椎疾病的预防和治疗。

四、仰卧挺胸

仰卧位，双手重叠托后颈部，双下肢自然伸直，先以头部、臀部作支撑点将背部抬离床面（同时吸气），保持 6～10s 后，再复原（同时呼气），做 6～10 次（图 5-20、图 5-21）。

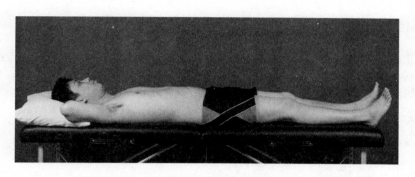

图 5-20　双手重叠托后颈部，双下肢自然伸直

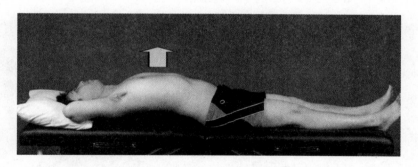

图 5-21　以头部和臀部作支撑点将背部抬离床面

1. 作用原理：锻炼颈部、背部、腰部、臀部的肌肉和脊柱周围的软组织，能提高脊柱稳定性。

2. 适应证：颈椎病，胸椎、腰椎退行性变，脊柱侧弯，腰椎后关节紊乱，颈椎间盘膨出和腰椎间盘突出症的恢复期。

第三节　易罐健身操

易罐健身操是指吸上易罐后做体操。这是把吸附力强的易罐吸在身体亚健康部位，按照生物力学的原理运动，把处于亚健康的肢体的肌筋膜、肌肉和关节进行牵拉，消除其中的潜伏扳机点，活动关节，消除粘连，促进局部的血液循环，把身体恢复到健康状态。按照身体的健康状态，循序渐进地练习，每个动作做 1～3min，以锻炼后第2天不感到疲劳为度。

一、颈椎操

1. 适应证：颈椎病，电脑综合征，颈肌劳损，落枕，颈椎骨质增生，颈椎间盘膨出，颈肩背部疼痛或沉重，驼背，肩周炎，月经期乳房胀痛。

2. 操作方法：把 10 个易罐分别吸在后枕发际下正中两旁的肌肉隆起处、双侧肩胛骨部位和胸小肌处。挺胸低头，尽量把下颌贴近胸骨，保持 30～60s。把头保持在前倾位后，再把头转向左上方，即眼睛向房顶看的动作，保持 30～60s，用同样方法做右侧（图 5-22 至图 5-24）。最后把头抬

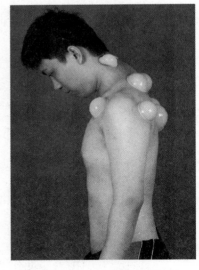

图 5-22　把易罐吸在后枕、背部和胸小肌处，挺胸尽量低头

起，做把肩膀尽量向上耸及向后、向下的旋转动作 10～20
次（图 5-25、图 5-26）。

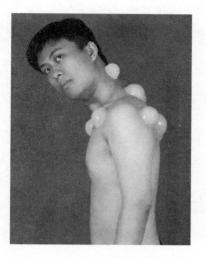

图 5-23　把头保持在前倾
位后，再把头转向左上方

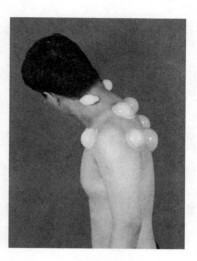

图 5-24　把头转向右上方

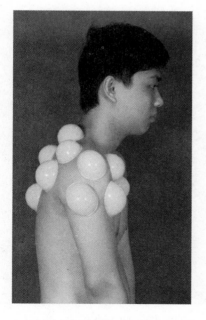

图 5-25　把头抬起，做
把肩膀尽量向上耸的动作

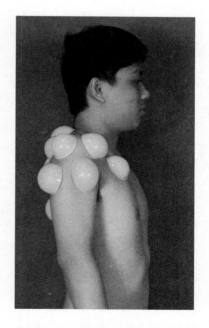

图 5-26　做把肩膀尽量
向后及向下的旋转动作

二、颈腰腿膝操（原地踏步操）

1. 适应证：颈椎病，肩周炎，电脑综合征，驼背，月经期乳房胀痛，腰肌劳损，腰椎骨质增生，腰椎间盘膨出，梨状肌损伤，膝关节扭伤、劳损，膝关节骨质增生引起的颈肩腰膝关节部疼痛。

2. 操作方法：以左侧肩颈疼痛为例，先把 10 个易罐分别吸在左肩前方胸小肌及腋下肩胛下肌部位，以及右侧大腿前方，然后把左前臂伸直，腕关节背伸，从下垂姿势尽量向上甩直，同时尽量把右膝抬起，最后把左手和右膝放下，再做右手和左膝同样的动作。如此交叉进行，做 1～3min（图 5-27、图 5-28）。如果双侧肩颈均疼痛时，易罐则同时对称吸在双侧。

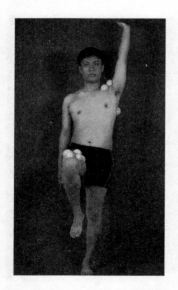 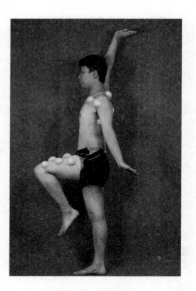

图 5-27　吸上易罐后，做左手向上甩直，同时把右膝抬起的动作　　　图 5-28　做右手向上甩直，同时把左膝抬起的动作

三、脊柱保健操

1. 适应证：伏案工作、长时间站立后引起的腰背颈部疼痛，或在舟车上久坐、对电脑工作时间长、脊柱侧弯。

2. 操作方法：把 16 个易罐分别吸在肩胛、背、腰部及双侧腘窝，臀部移向左侧时，尽量把右手向上举；然后再把臀部移向右侧，尽量把左手向上举（图 5-29、图 5-30）。如此像壁虎爬墙样地反复交替进行 1～3min。

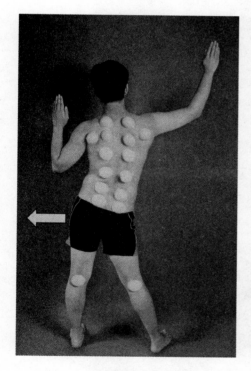 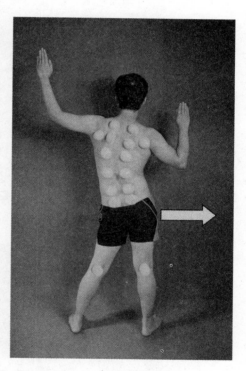

图 5-29　臀部移向左侧时，　　　图 5-30　臀部移向右侧时，
　　尽量把右手向上举　　　　　　　尽量把左手向上举

四、扩胸操

1. 适应证：驼背，颈椎病，电脑综合征，肩周炎，

月经期乳房胀痛。

2. 操作方法：把 10 个易罐对称吸在双侧上胸部及肩部，肩部外展两手上举，尽量把双肩向后伸，把头抬起，保持 30～60s，稍作休息后再重复 3～5 次（图 5-31、图 5-32）。

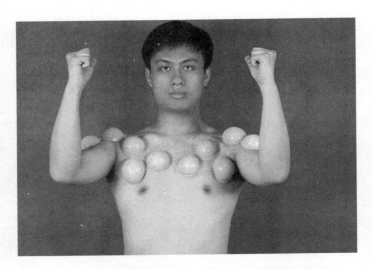

图 5-31　易罐对称吸在双侧上胸部及肩部，
肩部外展两手上举

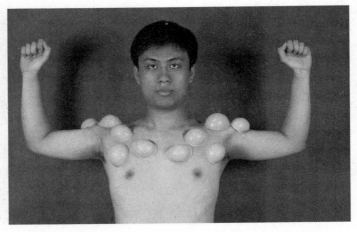

图 5-32　把头抬起，尽量把双肩向后伸

五、伸腰操

1. 适应证：腰腿疼痛，腰椎骨质增生，腰椎间盘膨出和腰椎间盘突出引起的腰部难以伸直。

2. 操作方法：仰卧位，以右侧为例，分别在腹部和右侧大腿各吸上易罐后，把右侧下肢移到床边，缓慢把右侧大腿向下垂，保持10～20s，然后把右侧大腿抬高一下后再重复上述动作3～6次（图5-33、图5-34）。如果左侧也有不适时，可以按上述方法做。

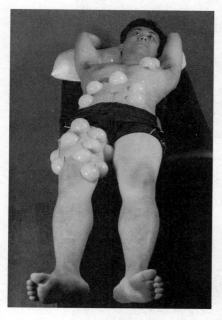

图 5-33　在腹部和右侧
大腿各吸上易罐

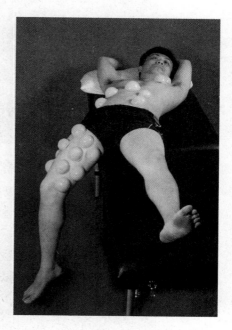

图 5-34　缓慢把右侧
大腿向下垂

六、腰肌劳损操

1. 适应证：腰肌劳损，腰椎骨质增生，腰椎间盘膨出和腰椎间盘突出，腰三横突综合征，髂胫束损伤引起腰部肌肉疼痛。

2. 操作方法：背部靠床沿左侧卧，左下肢半屈曲位，右臂上举手拉住床头，分别在右侧腋下、腰右腹部、髋部、大腿外侧共吸上 10～12 个易罐，缓慢把右下肢从身体后方向下垂，保持 10～20s（图 5-35、图 5-36），然后把右下肢抬高一下后再重复上述动作 3～6 次。

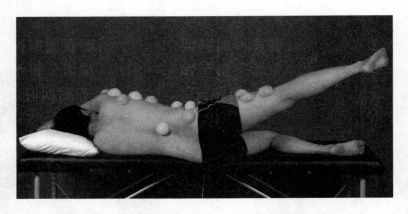

图 5-35　在右侧腋下、腰右腹部、髋部、大腿外侧吸上易罐

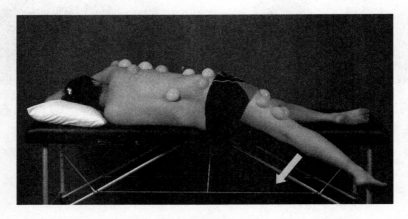

图 5-36　缓慢把右下肢从身体后方向下垂

七、旋腰操

1. 适应证：腰肌劳损，腰椎骨质增生，或久坐后腰酸背痛，腰椎间盘膨出和腰椎间盘突出症缓解期引起的腰部疼痛。

2. 操作方法：先把易罐吸在腰部两旁，然后做腰部左右旋转动作 1～3min（图 5-37、图 5-38）。

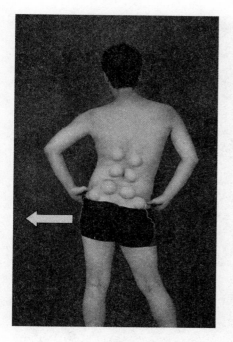

图 5-37　把易罐吸在腰部，做腰部向左旋转动作

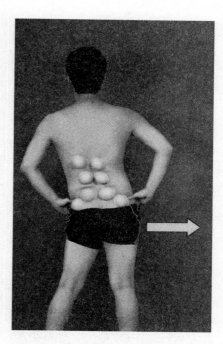

图 5-38　做腰部向右旋转动作

八、扭转体操

1. 适应证：颈椎病，电脑综合征，肩周炎，驼背，腰肌劳损，腰椎骨质增生，腰椎间盘膨出引起的颈肩腰部疼痛。

扭转体操对腹部脏器产生"扭绞"效果，促进血液和淋巴液流入心血管系统的大血管里。

2. 操作方法：把 20 个易罐分别吸在双侧的肩胛、腋下部和腰腹部。先把左手上举，掌心向上，尽量把上身转向右边，保持 10～20s，然后再按上述方法做对侧。可以重复 3～5 次（图 5-39、图 5-40）。

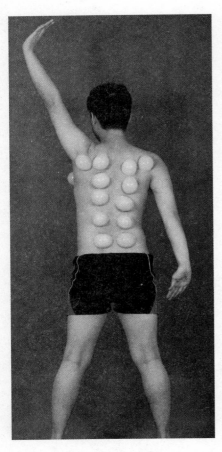

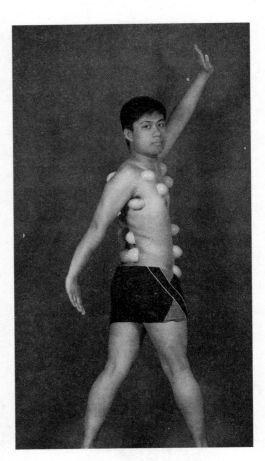

图 5-39　吸上易罐，先把左手上举，掌心向上　　图 5-40　然后尽量把上身向右转

九、侧屈弯腰操

1. 适应证：颈椎病，电脑综合征，肩周炎，驼背，腰肌劳损，腰椎骨质增生，腰椎间盘膨出引起的颈肩腰部疼痛。

2. 操作方法：站立位，先把 12 个易罐吸在双肩和腋下部，十指交叉双手上举，尽量把上身屈向左侧，停顿一下；再把上身屈向右侧，可以重复 3～5 次（图 5-41 至图 5-43）。最后身体恢复中立位，再做向前弯腰，然后再把身体挺直的动作重复 3～5 次（图 5-44）。

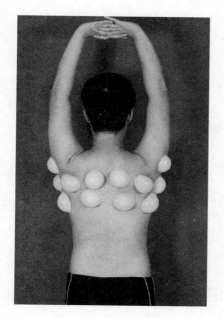

图 5-41　吸上易罐后，
十指交叉双手上举

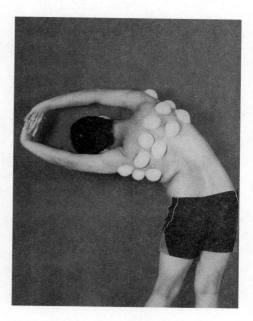

图 5-42　尽量把上身
屈向左侧

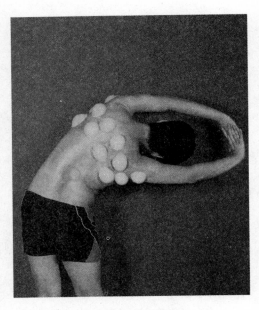

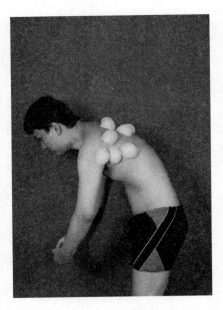

图 5-43　再尽量把上身
屈向右侧

图 5-44　最后做向前弯
腰，再挺直身体的动作

十、易罐蹲墙操

1. 适应证：胸椎和腰椎骨质增生、腰椎间盘突出症
的缓解期，腰腿痛，脊柱侧凸，腰椎后关节紊乱，骨盆旋
移综合征，骶髂关节错位，月经不调，前列腺炎。

2. 操作方法：面壁而立，把 10 个易罐吸在腰背上。
两脚尖与鼻尖均接触墙壁。缓缓吸气的同时下蹲，鼻尖、
脚尖与膝盖同时接触墙壁，尽量下蹲。缓缓吐气的同时，
百会上领，缓缓站起，脚尖、鼻尖与膝盖均接触墙壁（图
5-45 至图 5-47），反复进行 4～6 次。

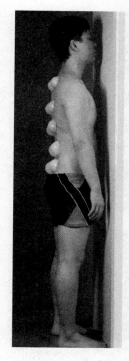 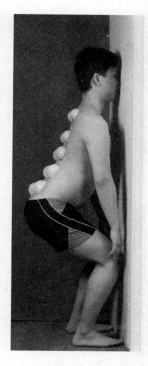 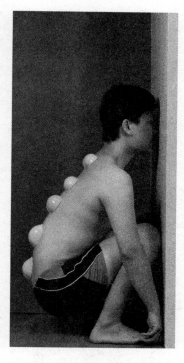

图 5-45   图 5-46   图 5-47

吸上易罐后， 下蹲时吸气， 站起时吐气，

脚尖与鼻尖   鼻尖、脚尖与   脚尖、鼻尖与

均接触墙壁   膝盖同时触墙   膝盖同时触墙

3. 注意事项：开始也许会站不稳，可采用脚尖离墙 10cm 站立练习下蹲，再逐渐向前靠。先是穿鞋练习，以后赤脚练习，再以双手持砖块练习，最后双手背于身后练习。

十一、靠墙操

1. 适应证：颈腰疼痛恢复期，颈椎和腰椎骨质增生、腰椎间盘突出症的缓解期，腰腿痛，脊柱侧凸，腰椎后关节紊乱、骨盆旋移综合征、骶髂关节错位的颈背腰部肌肉锻炼。

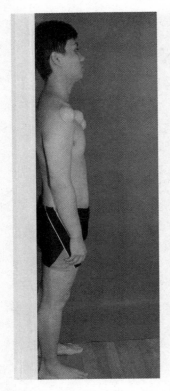 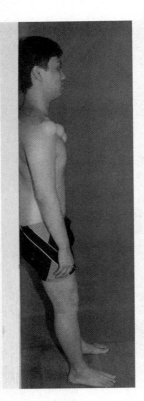 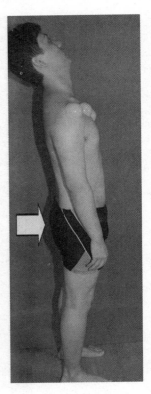

图 5-48
吸上易罐后头
和脚靠墙而立

图 5-49
双脚向前移
10cm

图 5-50
以头为支点，胸
腹部尽量前挺

2. 操作方法：头靠墙而立，胸腹前面吸上 10 个易罐。先双脚向前移 10cm，以头为支点，胸腹部尽量前挺，再把颈背臀部贴墙。重复 10～20 次（图 5-48 至图 5-50）。如果墙不光滑时，可以改为双手十指交叉垫在后枕部，再做上述练习。

十二、膝关节操

1. 适应证：膝关节扭伤、劳损，膝关节骨质增生引起的膝关节屈伸困难。

2. 操作方法：坐在高的凳子上，脚跟不着地。把易罐吸在大腿根部到髌骨上、下方，反复做膝关节伸直和屈曲的伸屈动作 2～5min（图 5-51、图 5-52）。

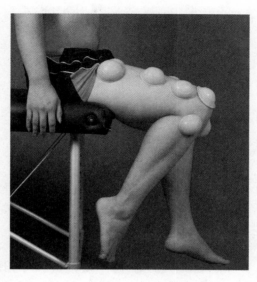

图 5-51　吸上易罐后，做膝关节屈曲动作

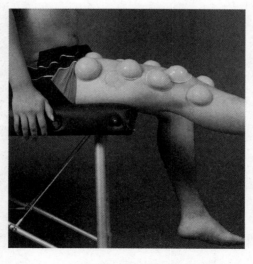

图 5-52　再做膝关节伸直的动作

第四节　脊柱侧弯的治疗

脊柱侧弯通常发生于颈椎、胸椎或胸部与腰部之间的脊椎，也可以单独发生于腰背部，同时还有肋骨左右高低不等平、骨盆的旋转倾斜畸形及椎旁韧带和肌肉的异常。侧弯出现在脊柱一侧，呈"C"形；或在双侧出现，呈"S"形。它会减小胸腔、腹腔和骨盆腔的容积量，还会降低身高。用易罐配合颈胸操及旋髋关节操，调整躯干上下及两侧肌筋膜的张力，可以改善胸廓及骨盆的畸形。

一、易罐颈胸操

1. 适应证：脊柱侧弯发生于颈椎、胸椎之间的脊椎，同时还有双肩不等高，肋骨左右高低不等平，颈胸椎旁的韧带和肌肉的异常。

2. 操作方法：双脚平肩宽站立，把 16 个易罐吸在腰背部（图 5-53）。①先把头部和上身倾向左侧，并把头部摆正、左肩耸起（图 5-54 至图 5-56）；②然后头部和上身往前顺时针旋转，头身尽量向前倾（图 5-57）；③往右旋转时头部和上身向右倾斜，接着把头部摆正，右肩耸起（图 5-58 至图 5-60）；④头部和上身继续向后顺时针

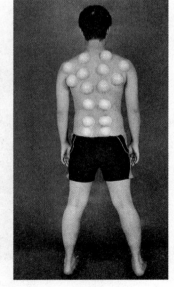

**图 5-53　双脚
平肩宽站立**

旋转，头身尽量向后倾（图 5-61）。按照上述方法重复 6～10 次后，再用相反的方法逆时针方向做 6～10 次。

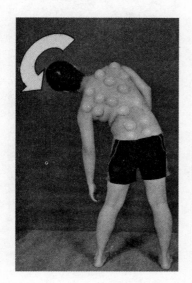

图 5-54　先把头部
和上身倾向左侧

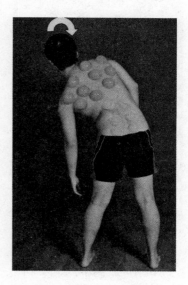

图 5-55　把头部
摆正

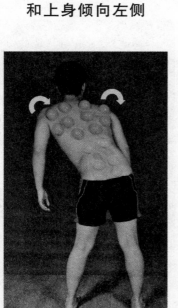

图 5-56　把左肩
耸起

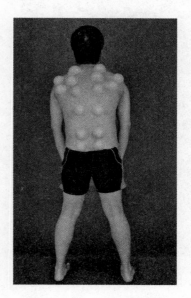

图 5-57　头身尽量
向前倾，做顺时针旋转

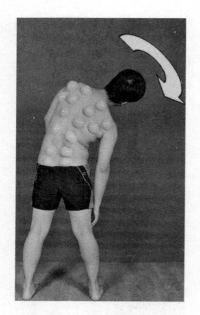

图 5-58　往右旋转时
头部和上身向右倾斜

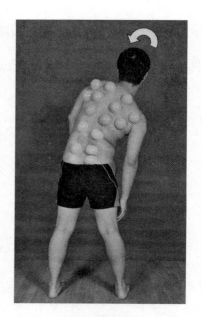

图 5-59　接着把头部
摆正

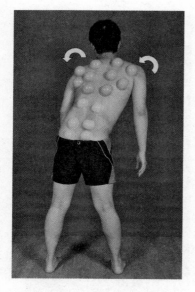

图 5-60　将右肩耸起

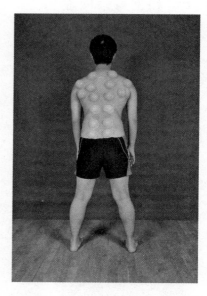

图 5-61　头身尽量向后倾，
做顺时针旋转

二、易罐旋髋关节操

1. 适应证：脊柱侧弯通常凸在左侧腰部，同时还有骨盆的旋转倾斜畸形及椎旁的韧带和肌肉的异常。

2. 操作方法：双脚平肩宽站立，把 16 个易罐吸在腰背部。①扎马步，髋部旋向右边（图 5-62）；②半蹲（图 5-63）；③把髋部用力摆向左边（图 5-64），然后站立。重复 6～10 次。

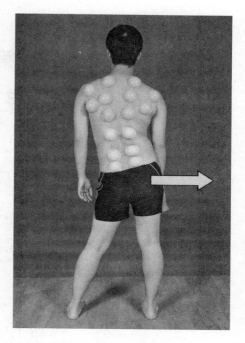

图 5-62　扎马步，髋部旋向右边

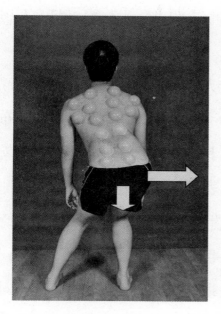

图 5-63　半蹲

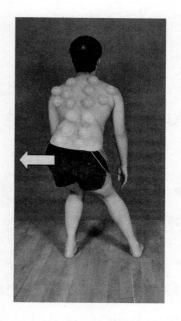

图 5-64　把髋部用力摆向左边

第六章

脊椎保健理筋床

人体的筋膜分浅层筋膜、深层筋膜和内脏筋膜。一般来说，牵拉、易罐、滚压、针刺等方法对于浅层筋膜效果明显，而深层筋膜和内脏筋膜则需要使用脊椎保健理筋床。

第一节 脊椎保健理筋床的工作原理

生物力学证明：要解除颈背腰部的肌筋膜痉挛，只有用持续均匀的力施加于整片肌筋膜上，才能达到理想的效果。

由于地心吸引力的关系，人体的浅层筋膜、内脏筋膜和深层筋膜容易往下垂。从全身 11 条肌筋膜链的分布来看，躯干和足相连的有 5 条，其中从足部走向头部的就有 4 条：①前浅表链；②背部浅表链；③外侧链；④前侧深部链。因此，只有从躯体下端的足部向头部进行移行松解，才容易达到松解肌筋膜的目的。

脊椎保健理筋床的制作是根据最新的人体筋膜链对疾病影响的理论而设计。研究表明：由于筋膜痉挛收缩，影响了该对应部位的神经、血液及淋巴的正常运转，因此容易导致疾病的发生；而理筋床能有效地松解脊椎两旁、四肢和腹部痉挛的肌筋膜，并使错位的椎体能自动纠正，解除因筋膜链刺激或压迫神经与血管引起的异常现象，从而使功能恢复正常。

理筋床除了能治疗颈椎、胸椎、腰椎痛外，同时通过挤压椎周软组织，纠正椎体的移位，对脊椎相关疾病也有很好的治疗和保健作用。理筋床通过机械运动，能很好地代替医生繁重的体力操作，并解决了一些手法或其他治疗难于解决的深层肌筋膜痉挛问题。

理筋床在运行过程中，根据肌筋膜"渗透性、压电现象和触变现象"的特性，双锤或杆像人手一样，顺着肌纤维方向持续用力深压，然后向上推，在静止约 30s 后摇摆肌纤维，使其放松，再继续向上推压，再静止约 30s 后摇摆，这样可使肌筋膜延展松解，如此沿着肌纤维从起点到终点操作。也可利用推杆的横向调节，使推揉锤或棒的作用力与肌纤维垂直，达到使肌纤维束分离的效果，当椎周软组织松弛后，移位的椎体就恢复原位。

理筋床与一般按摩床制作原理不同，它是利用人体自身倾斜时产生的重力，使人体（如脊椎两旁）的肌肉筋膜与推揉锤（或推揉棒）产生强力的推顶揉动作，从而达到松解浅、深层痉挛筋膜的作用，这是一般按摩器难以达到的效果。因为一般按摩器只有震动和按揉的功能，难以松解深层痉挛的肌筋膜。

第二节　脊椎保健理筋床的构造

脊椎保健理筋床由床、支架和动力部分组成（图 6-1）。床又分为头和尾两部分。头部可升高 30°，尾部从中间分开两块，可分别或同时上升约 90°，下降 30°，推杆顶的部分设有锤（作用于点）和棒（作用于面积稍大的地方），推杆可前后移动，双杆还可调节宽窄距离，并可作平行的摆动（揉动）。推杆可取出单个使用，控制板设有医生用和病人自控 2 个，可同时或各自独立使用。常规操作时，先根据接触面积选择球型或棒状型，再根据部位大小调节推杆间距，或选择单个，再将推杆升到需顶压部位，压力大小根据个人感觉而定，然后使推杆移动 2～3cm，停留 20～30s，摆动（揉）约 10s，继续移动推杆，停留，摆动，如此反复操作，一般从始点到终点只需运行一次便可。

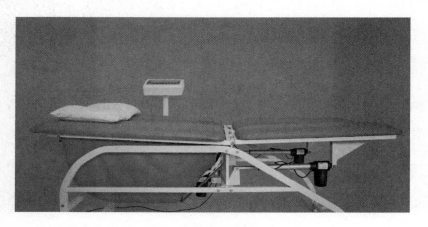

图 6-1　理筋床外貌

第三节　脊椎保健理筋床的应用

脊椎保健理筋床可以治疗颈背腰骶部，下肢和腹部的肌筋膜紧张、皮下的扳机点（经筋病灶）等软组织产生的疼痛及病症，但不包括脊椎骨折、脱位、肿瘤、结核、类风湿、嗜酸性细胞肉芽肿等疾病。在治疗过程中，腰骶部等有些被动牵拉的动作，其牵拉度应该以有障碍、不会加重患者疼痛为度。

一、颈胸腰椎的顶推松解和颈椎牵引

1. 适应证：颈胸腰椎病及相关疾病，特别是强直性脊椎炎和脊椎侧弯。

2. 操作方法：仰卧位，头放在床头上，把床头部升高约 30°，推杆从腰骶部升起，至有顶压感，即把推杆向头部移动约 2cm，停 30s 后摆动 10s，再向头部移动，如此反复操作，直到颈椎中部，则将升高的床下降到约 20°，继续前操作，直到后枕部（图 6-2）。

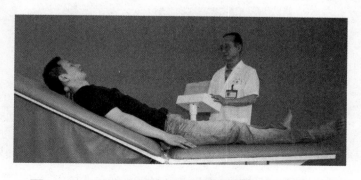

图 6-2　颈胸腰椎的顶推松解和颈椎牵引

3. 效果：腰背部肌肉有推拉感，脊椎旁肌群松解明显，当床头下降至20°左右时，颈椎有明显的牵引感。

二、腰骶部肌筋膜松解

1. 适应证：骶髂关节软组织损伤及错位，骨盆旋移综合征，月经不调，慢性前列腺炎。

2. 操作方法：

（1）仰卧位，双下肢向床头的方向，推杆放在腰骶关节部，使双推杆扩宽到骶髂骨缝，推杆上升，骶部离开床面（以舒适为度）后，使推杆向骶尾部移动约2cm，停留约30s，再使推杆沿着骨缝向骶尾部移动，反复如前，直到尾骨（图6-3）。

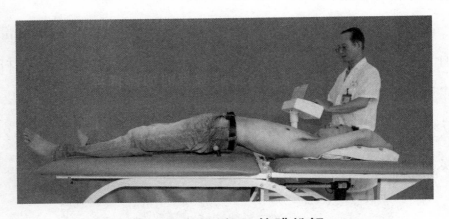

图 6-3　腰骶部肌筋膜松解

（2）仰卧位，将床的尾端全部下降30°，使腰部呈反张（过伸）姿势，然后将推杆上升到合适高度，按常规操作，从头部运行到骶椎（图6-4）。

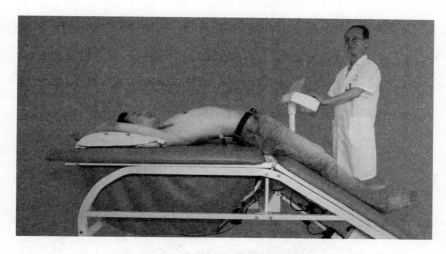

图 6-4 背腰骶部肌筋膜松解

3. 效果：腰椎深部牵拉强烈，特别是腰骶部。该法有助于椎关节复位。

三、下肢神经牵拉松解

1. 适应证：梨状肌损伤引起的坐骨神经痛、下肢麻痹痛，腰椎间盘突出症，骨盆旋移综合征，骶髂关节软组织损伤。

2. 操作方法：仰卧位，先使患侧下肢的床尾下降到30°，再缓慢上升健侧至有障碍为止，持续时间 5～10min，期间在腰骶部上升推杆，以患者能接受为度，停留 2～3min，摆动推杆约 30s，下降推杆至原位；然后将健侧下肢下降，患侧下肢上升，恢复原位后，再按上述方法治疗对侧（图 6-5）。

3. 效果：下肢后侧的肌筋膜牵拉强烈，治疗后腰腿痛明显缓解，麻痹感减轻。

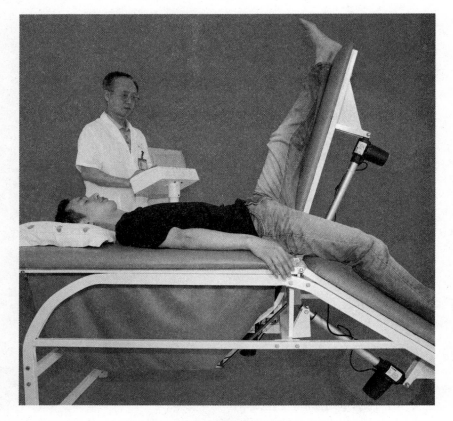

图 6-5　下肢神经牵拉松解

四、大腿后部肌筋膜松解

1. 适应证：梨状肌损伤引起的坐骨神经痛、下肢麻痹痛，腰椎间盘突出症，骨盆旋移综合征，膝关节痛。

2. 操作方法：仰卧位，头向床尾部位，可用单个或双推杆操作，对神经痛明显者，顶推停留时间稍长 1～2 倍，且压力适当加大（图 6-6）。

3. 效果：腿部肌筋膜有拉长感，疼痛缓解，腿可较前伸直。

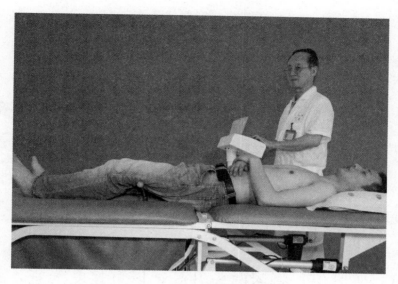

图 6-6 大腿后部肌筋膜松解

五、小腿后部肌筋膜松解

1. 适应证：梨状肌损伤引起的坐骨神经痛、下肢麻痹痛，腰椎间盘突出症，骨盆旋移综合征，膝关节痛，腓肠肌痉挛，小腿无力症，足跟痛。

2. 操作方法：仰卧位，小腿放床头侧，从大腿中部升起单个推杆，按常规操作，运行至小腿足跟部（图 6-7）。

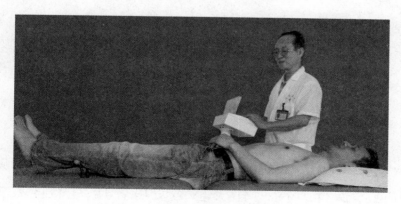

图 6-7 小腿后部肌筋膜松解

3. 效果：小腿痛及足跟痛缓解明显。

六、腹部肌筋膜松解

1. 适应证：下交叉综合征（髂腰肌紧张），腹部及腰骶关节软组织损伤，慢性腹部肌筋膜劳损症，骨盆旋移综合征，慢性胃炎、胃肠炎、胆囊炎、脂肪肝、前列腺炎，女性月经不调等。

2. 操作方法：

（1）俯卧位，将床两头升高，以可接受为宜，将棒状推杆从下腹部升高，以患者可接受为度，压力不宜大，按常规操作，运行至上腹部，推杆间距下腹部宜宽，接近上腹部时宜窄（图 6-8）。

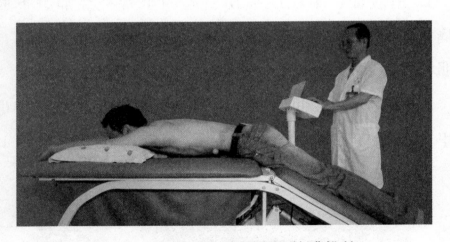

图 6-8　腹部及内脏器官肌筋膜推拉

（2）俯卧位，使床两边升高呈"V"字形，高度以可接受为宜，揉杆升高到有浅感觉便可，压力不宜太大，从下腹部运行到肋骨边缘。按常规操作（图 6-9）。

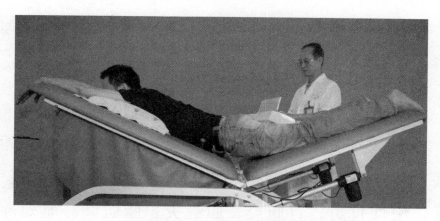

图 6-9　腹部及内脏器官肌筋膜推拉

（3）俯卧位，双手上举。调节床尾，使患者一条腿向后过伸，至有障碍为止（头部升高，另一条腿下降，这种姿势较平躺舒服，特别是对血压偏高者而言）。按常规操作，从下腹部升高推杆，经腹部直到肋缘，顶压力以患者能接受为宜，做完一侧再做另一侧（图 6-10）。

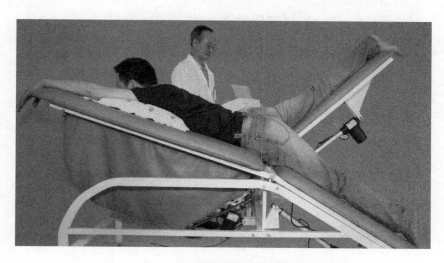

图 6-10　腰骶部腹侧肌筋膜松解

3. 效果：缓解腹部软组织痉挛，有助于内脏肌筋膜松解。

七、胸腹部肌筋膜松解（配合易罐松解）

1. 适应证：下交叉综合征（髂腰肌紧张），腹部及腰骶关节软组织损伤，慢性腹部肌筋膜劳损症，骨盆旋移综合征，慢性胃炎、胃肠炎、胆囊炎、脂肪肝、前列腺炎，女性月经不调，腰痛，腹肌痉挛等。

2. 操作方法：仰卧位，下肢部位下降30°，从腰骶部上升推杆，按常规操作，同时在腹部及大腿前部吸上易罐进行牵拉（图6-11）。

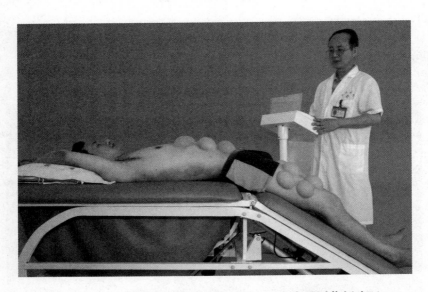

图 6-11　胸腹部肌筋膜松解（配合易罐松解）

3. 效果：腰腹部疼痛缓解明显，并有松解内脏筋膜及腹部减肥的作用。

八、肩胛部肌筋膜松解

1. 适应证：肩关节周围软组织损伤，冻结肩，颈椎病。

2. 操作方法：侧卧位，用单个球状推杆接触肩胛部软组织，通过调节姿势，使推杆顺肌纤维顶推移行，并不断调节杆距来横向拨动肌纤维（图6-12）。

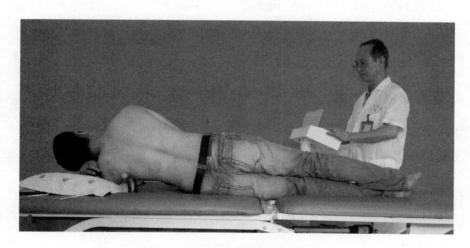

图 6-12　肩胛部肌筋膜松解

3. 效果：肌肉有顺向牵拉和横向推拨感觉。

九、腹部外侧肌筋膜牵拉松解

1. 适应证：腰三横突综合征，腰椎间盘突出症，腰方肌损伤，腰肌劳损。

2. 操作方法：侧卧位，将床两侧升高呈"V"字形，以患者能接受为宜，取单个棒状推杆，从臀部起升高顶推，运行至腋下结束。按常规操作（图6-13）。

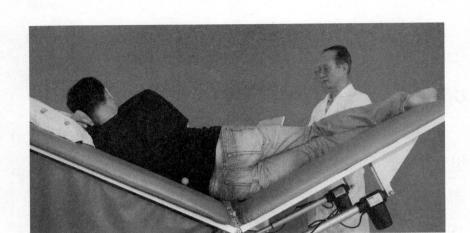

图 6-13　腹部外侧肌筋膜牵拉松解

3. 效果：推揉过的一侧有轻松感，该侧原有的牵扯痛明显缓解。

十、腹部外侧肌筋膜松解（配合易罐松解）

1. 适应证：腰三横突综合征，腰椎间盘突出症，腰方肌损伤，腰肌劳损。

2. 操作方法：侧卧位，使下肢部位床下降 30°，腰、臀、腿部外上侧吸上易罐牵拉，下侧取单个棒状推杆，从臀部起升高顶推，运行至腋下结束。按常规操作（图 6-14）。

3. 效果：腰、臀、腿部的牵扯痛明显缓解。

十一、臀部外侧肌筋膜松解

1. 适应证：骨盆旋移综合征，髂胫束损伤，膝关节外侧副韧带损伤，弹响髋。

2. 操作方法：患侧侧卧位，下肢向床头侧，取单个

推杆，于臀部外侧升起，运行至膝部上缘。按常规操作
（图 6-15）。

  3. 效果：臀部外侧痛及膝关节外侧痛缓解明显。

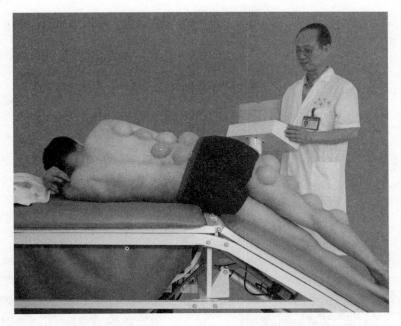

图 6-14　腹部外侧肌筋膜松解（配合易罐松解）

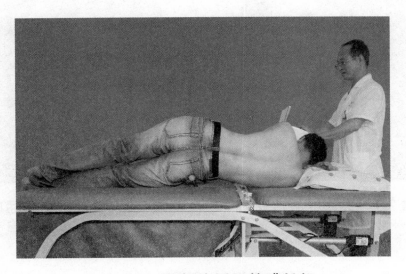

图 6-15　臀部外侧肌筋膜松解

第七章

脊椎经筋病的体征及治疗选择

第一节　颈和上肢部体征及治疗选择

一、颈部活动

颈部活动有前屈、后伸、旋转、侧弯4种。

1. 屈伸活动：头部尽量前屈时下颌可以触及胸部，35°～45°。头部尽量后仰可以看到头顶上的天花板，35°～45°（图7-1至图7-4）。

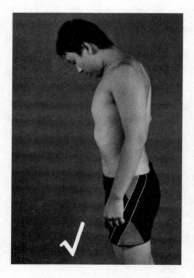

图7-1　头部尽量前屈时
下颌可以触及胸部（正常）

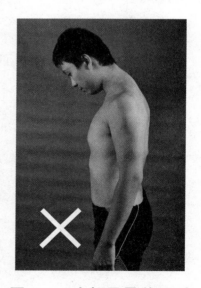

图7-2　头部尽量前屈时
下颌可以触及胸部（异常）

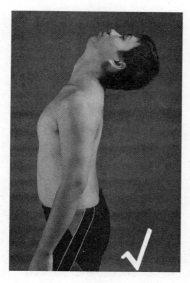 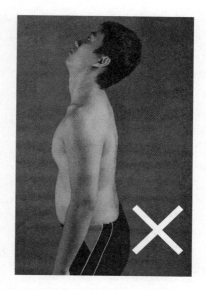

图 7-3　头部尽量后仰
可以看到头顶上的
天花板（正常）

图 7-4　头部尽量后仰
可以看到头顶上的
天花板（异常）

2. 旋转活动：转动头部，正常时下颌可以接近肩部，正常旋转范围 60°～80°（图 7-5、图 7-6）。

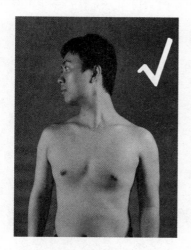 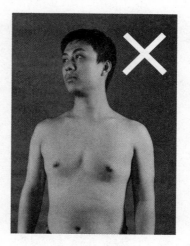

图 7-5　转动头部，
正常时下颌可以
接近肩部

图 7-6　转动头部，
异常时下颌难以
接近肩部

3. 侧弯活动：头部侧弯，正常时可以向肩部倾斜 45°（图 7-7、图 7-8）。

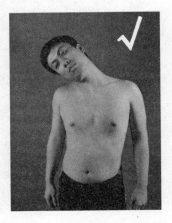

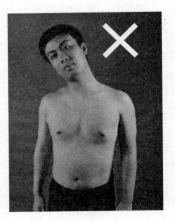

图 7-7　头部侧弯，可以
向肩部倾斜 45°（正常）

图 7-8　头部侧弯，难以
向肩部倾斜 45°（异常）

二、上肢活动

1. 一只手在上，另一只手在下做摸背动作，正常时双手的手指可以相互触及。当颈背和上肢的经筋膜紧张时，这种摸背的动作就受到限制（图 7-9、图 7-10）。

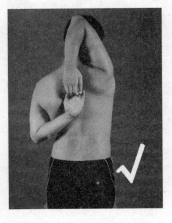

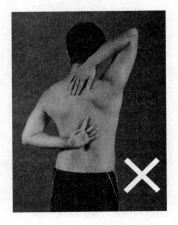

图 7-9　双手的手指
可以相互触及（正常）

图 7-10　双手的手指
难以相互触及（异常）

2. 双上肢伸直，双手内旋，十指交叉于胸前，同时把双手先向下，绕过胸前再向前伸直。正常时双侧的肘关节可以伸直（图 7-11 至图 7-14），当颈背肩部的肌筋膜紧张时，这个活动受限并出现酸痛（图 7-15）。

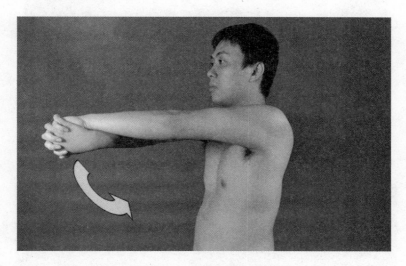

图 7-11　双上肢伸直，双手内旋，十指交叉于胸前

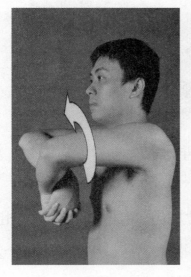

图 7-12　双手先向下

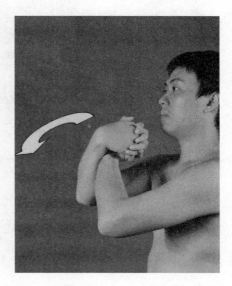

图 7-13　绕过胸前

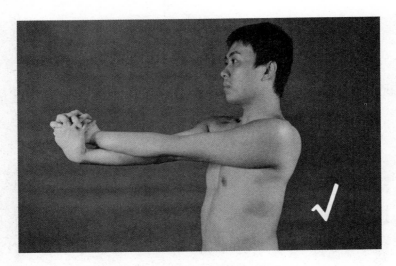

图 7-14 向前可以伸直

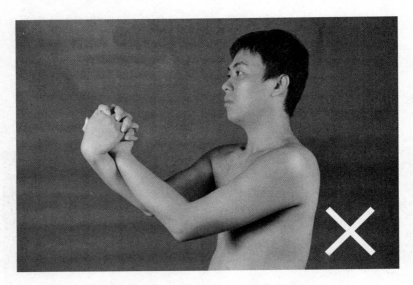

图 7-15 异常时双手难以伸直

3. 双手十指自然张开，正常时手指之间的间隙相等。当颈背肩部的肌筋膜紧张时，中指、环指之间的间隙会变窄，用手指压 4、5 掌骨的时候会有酸痛（图 7-16），这种体征与胃口不好、大便稀烂等消化功能差有关。

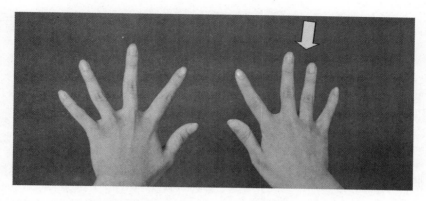

图 7-16　正常时手指间隙相等，异常时手指间隙变窄

三、颈部和上肢活动异常的治疗选择

颈部和上肢活动受限时可以选用：①颈椎牵拉治疗；②肌筋膜松弛术；③颅底部松弛疗法；④在颈胸背部使用易罐；⑤头面颈背部行针刺、抖针治疗；⑥应用脊椎保健理筋床时选用颈胸腰椎的顶推松解和颈椎牵引；⑦锻炼时采用弹力带单膝跪撑；⑧保健时采用养生操或易罐颈椎操。

四、注意事项

颈部活动受限在颈背部治疗后如果症状减轻不明显时，应该从躯干前后、上下、四肢等的整体上考虑，例如肌肉链方面，肌筋膜链挑法治疗、肌筋膜链针刺减压治疗等可以提高疗效。

第二节　腰部和髋关节体征及治疗选择

第 5 腰椎和骶椎组成腰骶关节，骶骨和髂骨组成骶髂关节，两侧的耻骨组成耻骨联合，另外骨盆两侧还有髋关节。一般从经筋理论、肌肉链和扳机点（经筋病灶）来说，腰椎和骨盆上的这些关节密切相连，故在一起讨论。

一、腰部运动

腰部运动有前屈、后伸、侧弯、旋转 4 种。

1. 前屈运动：腰部正常的前屈可达 80°～90°（图 7-17、图 7-18）。

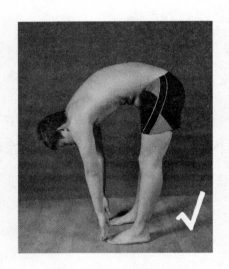 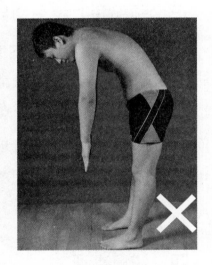

图 7-17　腰部正常
的前屈可达 80°～90°

图 7-18　腰部异常
时前屈受限

2. 后伸活动：腰部正常的后伸可达约 30°（图 7-19、图 7-20）。

3. 侧弯活动：腰部正常的侧弯可达 20°～30°（图 7-21、图 7-22）。

4. 旋转活动：腰部正常的旋转可达约 30°。

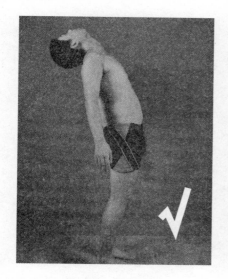

图 7-19　腰部正常
的后伸可达约 30°

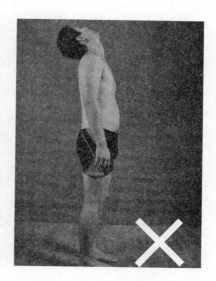

图 7-20　腰部异常
时后伸受限

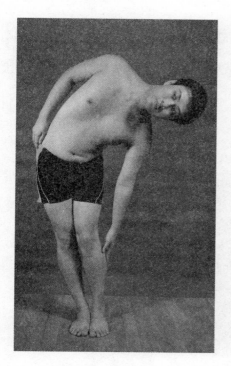

图 7-21　腰部正常
的侧弯可达 20°～30°

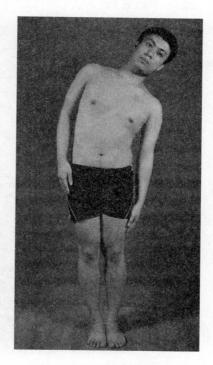

图 7-22　腰部异常
时侧弯受限

二、髋关节运动

髋关节运动有前屈、后伸、外展、内收、外旋、内旋 6 种。

1. 前屈运动：髋关节正常前屈可达 145°。

2. 后伸运动：髋关节正常后伸可达 30°～40°。

3. 外展运动：髋关节正常外展可达 45°。

4. 内收运动：髋关节正常内收可达 30°。

5. 外旋运动：髋关节正常外旋可达 45°。

6. 内旋运动：髋关节正常内旋可达 35°。

三、骨盆和下肢体征

1. 双脚平肩宽站立，双手平举下蹲，正常时双侧膝关节的高度是对称的（图 7-23、图 7-24）。当一侧的腰臀髋膝踝关节的肌筋膜紧张时，双侧膝关节的高度就不对称（图 7-25、图 7-26）。

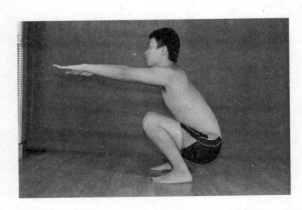

图 7-23　正常时双侧膝关节的高度对称（侧面）

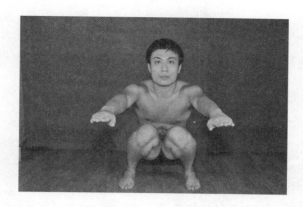

图 7-24　正常时双侧膝关节的高度对称（正面）

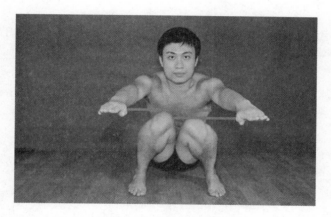

图 7-25　异常时双侧膝关节的高度不对称（正面）

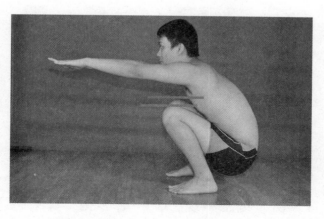

图 7-26　异常时双侧膝关节的高度不对称（侧面）

2. 俯卧位时，正常时双侧的臀部是对称的（图 7-27）。当一侧的腰臀髋肌筋膜紧张时，就会出现臀部高低、大小不一（图 7-28）。

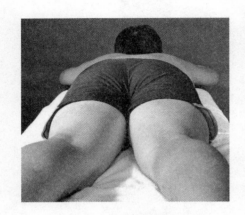

图 7-27　正常时
双侧臀部对称

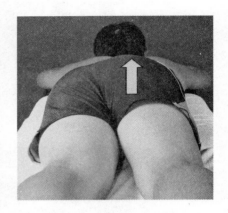

图 7-28　异常时
臀部高低和大小不一

3. 俯卧位时，正常时双侧的脚外旋，脚跟是等长对称的（图 7-29）。当双侧的腰臀髋肌筋膜松紧度不一时，就会出现长短腿（图 7-30）。

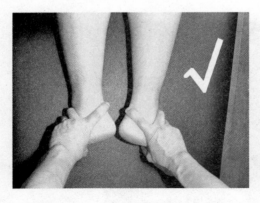

图 7-29　正常时双侧脚外旋，
脚跟等长对称

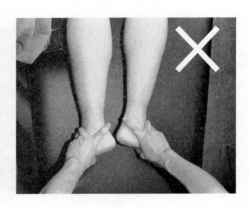

图 7-30　异常时出现长短腿

4. 仰卧位时，正常时双侧的脚是呈对称的"V"字形（图7-31）。当双侧的腰臀髋肌筋膜松紧度不一时，就会出现两只脚外旋角度不同的"阴阳脚"（图7-32）。

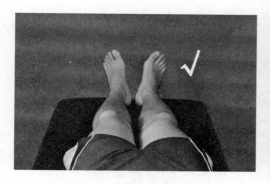

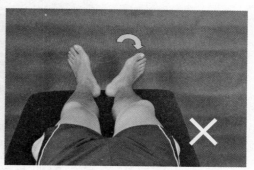

图 7-31　正常时双侧的脚　　　　图 7-32　异常时两只脚
　　呈对称的"V"字形　　　　　　　　外旋角度不同

5. 俯卧位时，一侧下肢膝关节屈曲，使脚尽量外旋。如果外旋受限并在臀部出现疼痛，则为臀部肌筋膜紧张（梨状肌试验阳性）（图7-33至图7-35）。

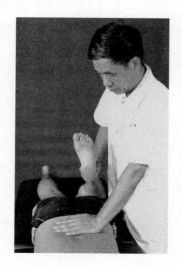

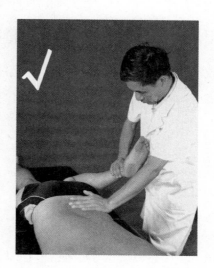

图 7-33　俯卧时　　　　　　　图 7-34　俯卧时下肢膝
　下肢膝关节屈曲　　　　　　　关节屈曲，脚可以尽量外旋

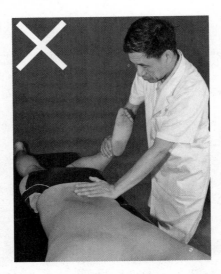

图 7-35　异常时脚外旋受限并在臀部出现疼痛

四、腰部和髋关节活动异常的治疗选择

腰部和髋关节活动受限时，可以选用：①胸椎、腰椎、骨盆牵拉治疗；②在胸椎、腰椎、骨盆用易罐治疗；③在肩背、臀部及大腿用滚压、针刺；④脊椎保健理筋床应用胸腰椎骶部的顶推及筋膜松解，伴有下肢不适的可用下肢神经牵拉松解；⑤巩固疗效或慢性腰背酸痛、病情缠绵难愈的可以进行核心肌群弹力带锻炼、易罐操、脊柱养生操。

五、注意事项

腰臀髋部活动受限在上述治疗后如果症状减轻不明显时，应考虑：①从躯干前后、上下、四肢等的整体上入手，例如肌肉链方面，可用肌筋膜链挑法治疗、肌筋膜链针刺减压治疗等；②腰部伸直困难的，要注意腹部扳机点

（经筋病灶），可以选用腹部刃针、抖针、易罐牵拉髂腰肌等可以很快见效的方法；③腰三横突综合征、髂胫束损伤、弹响髋等引起腰部侧屈受限的，可以选用易罐拉腰方肌、髂胫束，把外侧浅表链上的扳机点（经筋病灶）消除后，症状很快就减轻；④双下肢不等长、臀部不等高、阴阳脚者可在双侧的大腿内侧吸上易罐后，再做下蹲动作，可以快速消除症状。

第八章
扳机点的位置及其牵涉痛

扳机点（经筋病灶）有相对固定的位置，它与针灸的腧穴在解剖上相对应，按压扳机点时，可激发特征性的整块肌肉痛，并扩散到周围或远隔部位的传感痛或称"牵涉痛"。另外，还可引起一些传感性自主神经功能障碍，如血管收缩，局部肿胀，流涎，头晕，耳鸣，汗出异常，腹泻、便秘，月经紊乱、痛经等。在临床上，扳机点的牵涉痛及传感性自主神经功能障碍比较容易引起误诊。

一、斜方肌

1. 起点：枕外粗隆、项韧带及全部胸椎棘突。

2. 止点：肩胛骨的肩峰和肩胛冈。

3. 扳机点位置：①斜方肌降部边缘（图 8-1）；②斜方肌降部边缘后外方，肩胛冈中点的上方；③斜方肌降部外缘处，在肩胛骨内缘附近（图 8-2）；④肩胛骨内缘，肩胛冈的下方（图 8-3）；

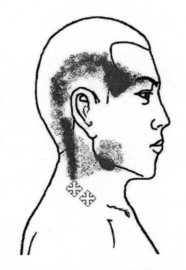

图 8-1 斜方肌扳机点及牵涉痛

⑤肩胛提肌止点水平向外 1cm（图 8-3）；⑥冈上窝的外侧，靠近肩峰位置（图 8-3）。

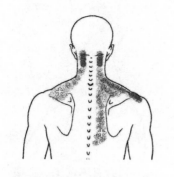

图 8-2　斜方肌扳机点及牵涉痛

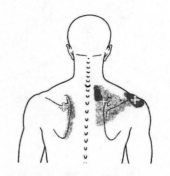

图 8-3　斜方肌扳机点及牵涉痛

4. 牵涉痛：①咽喉至乳突的颈部后外侧；头面部的侧面；②乳突和上段颈椎的后外侧；③上斜方肌、上段颈椎后外侧和肩峰；④肩胛骨内缘；⑤在第 7 颈椎水平位置和扳机点之间的椎旁处；⑥肩峰周围。

二、胸锁乳突肌

1. 起点：胸骨柄前面、锁骨的胸骨端。

2. 止点：颞骨乳突。

3. 扳机点位置：胸锁乳突肌、胸骨头和锁骨头（图 8-4、图 8-5）。

4. 牵涉痛：可诱发面部疼痛。

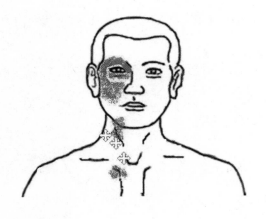

图 8-4　胸锁乳
突肌扳机点及牵涉痛

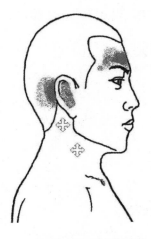

图 8-5　胸锁乳
突肌扳机点及牵涉痛

三、咬肌

1. 起点：起自颧弓。

2. 止点：于下颌角的外面。

3. 扳机点位置：遍及咬肌各处（图 8-6 至图 8-9）。

4. 牵涉痛：①上颌骨和上磨牙；②下颌骨和下磨牙；
③从太阳穴至眉弓上方。

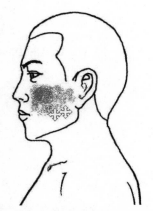

图 8-6　咬肌扳机点及牵涉痛

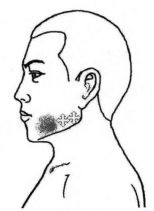

图 8-7　咬肌扳机点及牵涉痛

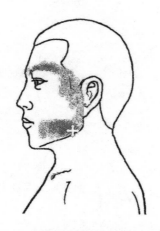 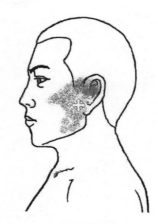

图 8-8　咬肌扳机点及牵涉痛　图 8-9　咬肌扳机点及牵涉痛

四、颞肌

1. 起点：颞窝骨面。

2. 止点：下颌骨冠突（肌腹内侧）。

3. 扳机点位置：①扳机点（1）～（3）：颧突上方；②扳机点（4）：耳上（图 8-10 至图 8-13）。

4. 牵涉痛：①从太阳穴至头顶；②眉毛上方；③上牙；④眼睛后方。

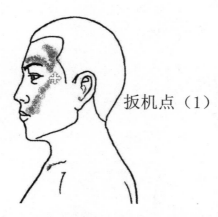 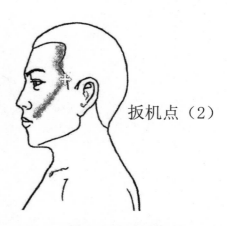

扳机点（1）　　扳机点（2）

图 8-10　颞肌扳机点及牵涉痛　图 8-11　颞肌扳机点及牵涉痛

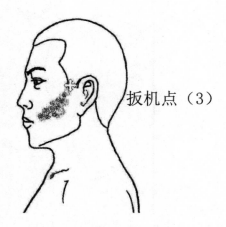

图 8-12　颞肌扳机点
及牵涉痛

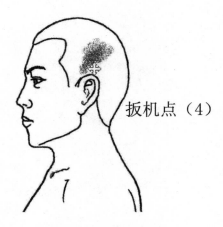

图 8-13　颞肌扳机点
及牵涉痛

五、翼外肌

1. 起点：翼突。

2. 止点：下颌颈。

3. 扳机点位置：位于口内，需通过口内的触诊发现，大致位于翼外肌肌腹中部（图 8-14）。

4. 牵涉痛：①颞下颌关节；②上颌骨。

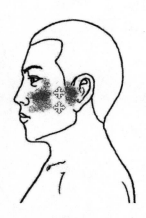

图 8-14　翼外肌扳机点及牵涉痛

六、翼内肌

1. 起点：翼突。

2. 止点：下颌支内面。

3. 扳机点位置：位于口内（戴手套检查），大致位于翼内肌肌腹中部（图 8-15）。

4. 牵涉痛：①舌体部；②咽腔部；③喉部；④颞下颌关节。

七、二腹肌

1. 起点：前腹、下颌骨体、后腹、乳突。

2. 止点：中间腱附于舌骨体。

3. 扳机点位置：二腹肌前、后肌腹（图 8-16）。

4. 牵涉痛：

（1）前腹：①投射到胸锁乳突肌的上段；②下面的 4 个门齿；③舌部枕部；④颈部，靠近下颌的部位。

（2）后腹：耳朵，下颌骨的下方。

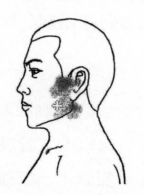 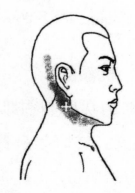

图 8-15　翼内肌扳机点　　图 8-16　二腹肌扳机点
　　　及牵涉痛　　　　　　　　及牵涉痛

八、眼轮匝肌

1. 起止点：环绕眼裂周围。

2. 扳机点位置：眼睑和眉毛之间。

3. 牵涉痛：①鼻子；②上唇。

九、颧大肌

1. 起点：颧骨前缘。

2. 止点：口角外侧。

3. 扳机点位置：嘴角的内侧（戴手套检查）。

4. 牵涉痛：起源于扳机点，放射至鼻外侧和眼内侧，直到前额。

十、颈阔肌

1. 起点：胸大肌和三角肌表面的肌筋膜。

2. 止点：口角。

3. 扳机点位置：锁骨与胸锁乳突肌相交处。

4. 牵涉痛：①下颌；②胸前方；③面颊。

十一、枕额肌

由成对的枕肌和额肌以及中间的帽状腱膜组成。

1. 起点：枕肌起自枕骨，额肌起自帽状腱膜。

2. 止点：枕肌止于帽状腱膜，额肌止于额部皮肤。

3. 扳机点位置：额支，眉毛的内上方；枕支，上项线上方，距正中线约 4cm 处（图 8-17、图 8-18）。

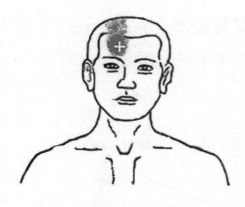
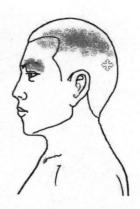

图 8-17　枕额肌
扳机点及牵涉痛

图 8-18　枕额肌
扳机点及牵涉痛

4. 牵涉痛：自眼眶沿该肌肉走向放射至同侧颅部。

十二、头夹肌

1. 起点：项韧带下部和第
1～3 胸椎棘突以及棘上韧带。

2. 止点：乳突下部和上项
线外侧部。

3. 扳机点位置：头夹肌肌腹，
大致在枢椎棘突水平（图 8-19）。

4. 牵涉痛：疼痛可放射至
颅顶。

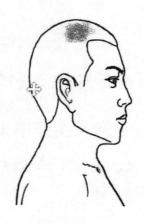

图 8-19
头夹肌扳机点及牵涉痛

十三、颈夹肌

1. 起点：第 3～6 胸椎棘突
以及棘上韧带。

2. 止点：第 1～3 颈椎横突后结节。

3. 扳机点位置：①在颈部与肩部交界水平；②在该肌肉止点，相当于第 2～3 颈椎椎体水平（图 8-20、图 8-21）。

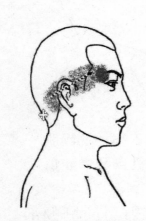

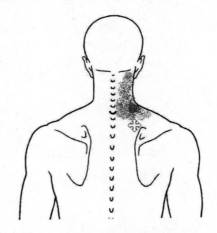

图 8-20　颈夹肌扳机点
及牵涉痛

图 8-21　颈夹肌扳机点
及牵涉痛

4. 牵涉痛：①疼痛自颅顶放射至眼睛后方；②枕后；③颈部与肩部交界区；④同侧颈部向上放射。

十四、头颈部半棘肌、多裂肌

1. 起点：都在椎体横突。

2. 止点：

（1）半棘肌：自起点大致斜跨 6 个椎体止于止点。

（2）多裂肌：自起点大致斜跨 2～3 个椎体止于止点。

上述肌群大致走行于第 6 胸椎至上项线和下项线之间。

3. 扳机点位置：①颈部的基底部，第 4～5 颈椎水平；②枕部下方 2～4cm 处（图 8-22）；③上项线下方（图 8-23）。

4. 牵涉痛：①沿颈部向上放射至枕下区域；肩胛骨内缘；②自枕后放射至头顶；③向外放射至太阳穴。

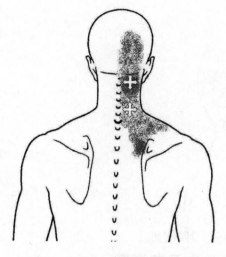

图 8-22　头颈部半棘肌、
多裂肌扳机点及牵涉痛

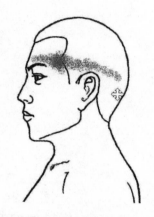

图 8-23　头颈部半棘肌、
多裂肌扳机点及牵涉痛

十五、头后大直肌、小直肌，头下斜肌和头上斜肌

1. 起点：

（1）头后大直肌：第 2 颈椎棘突。

（2）头后小直肌：寰椎后结节。

（3）头下斜肌：第 2 颈椎棘突。

（4）头上斜肌：寰椎侧块。

2. 止点：

（1）头后大直肌：下项线外 1/2。

（2）头后小直肌：下项线内 1/2。

（3）头下斜肌：寰椎侧块。

（4）头上斜肌：下项线外 1/2。

3. 扳机点位置：在各肌的肌腹位置触诊有肌紧张（图 8-24）。

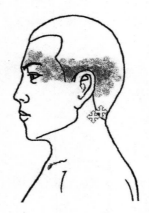

**图 8-24　头后大直肌、小直肌，
头下斜肌和头上斜肌扳机点及牵涉痛**

4. 牵涉痛：自枕部经同侧太阳穴放射至同侧眼眶和前额。

十六、肩胛提肌

1. 起点：第 1～4 颈椎横突后结节。

2. 止点：肩胛骨内上角。

3. 扳机点位置：①位于颈部和肩部的交界处；②肩胛内上角上方（图 8-25）。

4. 牵涉痛：①自肩部放射至颈部；②肩胛骨内缘；③肩背部。

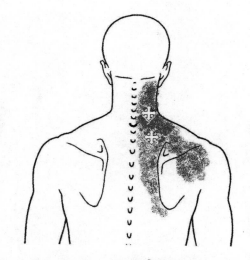

图 8-25　肩胛提肌扳机点及牵涉痛

十七、斜角肌

1. 起点：

（1）前斜角肌：第 3～6 颈椎横突前结节。

（2）中斜角肌：第 1～6 颈椎横突后结节。

（3）后斜角肌：第 5～7 颈椎横突后结节。

2. 止点：

（1）前斜角肌：第 1 肋骨斜角肌结节。

（2）中斜角肌：第 1 肋骨中部。

（3）后斜角肌：第 2 肋后外侧。

3. 扳机点位置：位于锁骨上窝（图 8-26）。

4. 牵涉痛：①胸部；②放射至上臂和前臂的前方和后方；③食指和拇指的背面；④肩胛骨内缘（图 8-27）。

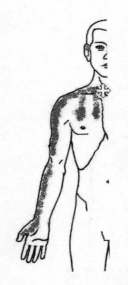
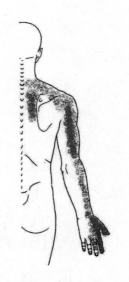

图 8-26　斜角肌
扳机点及牵涉痛

图 8-27　斜角肌
扳机点的牵涉痛

十八、冈上肌

1. 起点：冈上窝。

2. 止点：肱骨大结节上部。

3. 扳机点位置：肩胛骨冈上窝（图 8-28）。

4. 牵涉痛：①三角肌外缘；②肱骨外上髁；③上臂和前臂的外侧（图 8-29）。

十九、冈下肌

1. 起点：冈下窝。

2. 止点：肱骨大结节中部。

3. 扳机点位置：①冈下窝近肩胛骨内缘处；②冈下窝的外侧（图 8-30）。

4. 牵涉痛：①肩部前方；②上臂和前臂的外缘和前缘；③手掌桡侧和手背（图 8-31）。

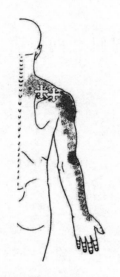

图 8-28　冈上肌
扳机点及牵涉痛

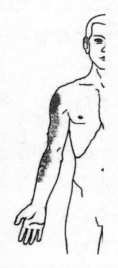

图 8-29　冈上肌
扳机点的牵涉痛

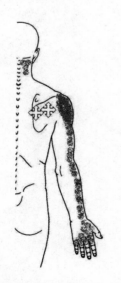

图 8-30　冈下肌
扳机点及牵涉痛

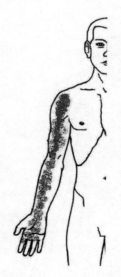

图 8-31　冈下肌
扳机点的牵涉痛

二十、小圆肌

1. 起点：肩胛骨腋窝缘中 1/3。

2. 止点：肱骨大结节。

3. 扳机点位置：冈下肌与大圆肌之间，肩胛骨外侧缘的外侧（图 8-32）。

4. 牵涉痛：①三角肌止点之上；②上臂后方。

二十一、大圆肌

1. 起点：肩胛骨外侧缘和下角背面。

2. 止点：肱骨小结节嵴。

3. 扳机点位置：①肩胛下角附近（图 8-33）；②大圆肌的外侧缘与腋后襞交界处。

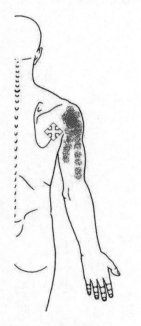

图 8-32　小圆肌扳机点
及牵涉痛

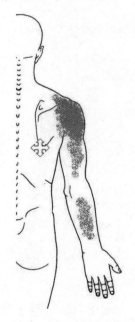

图 8-33　大圆肌扳机点
及牵涉痛

4. 牵涉痛：①三角肌后方；②沿肱三头肌长头放射；③前臂的背侧。

二十二、背阔肌

1. 起点：下 6 个胸椎棘突和全部腰椎棘突、髂嵴。

2. 止点：肱骨小结节嵴。

3. 扳机点位置：腋后襞下方，肩胛骨外侧缘中段附近（图 8-34）。

4. 牵涉痛：①肩胛下角；②肩部后方；③上臂和前臂的后内方，包括环指、小指。

二十三、肩胛下肌

1. 起点：肩胛下窝。

2. 止点：肱骨小结节。

3. 扳机点位置：肩胛下窝内，靠近肩胛骨外侧缘以及肩胛骨内上角处。

4. 牵涉痛：①整个肩胛骨体表投影区；②上臂后方至肘部；③腕关节的背面（图 8-35）。

二十四、菱形肌

1. 起点：下 2 个颈椎和上 4 个胸椎棘突。

2. 止点：肩胛骨内侧缘。

3. 扳机点位置：肩胛冈以下肩胛内缘（图 8-36）。

4. 牵涉痛：肩胛内侧缘与胸椎旁肌群之间。

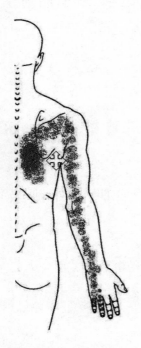

图 8-34　背阔肌
扳机点及牵涉痛

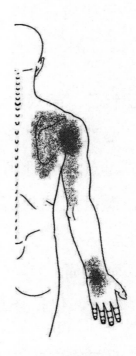

图 8-35　肩胛下肌
扳机点的牵涉痛

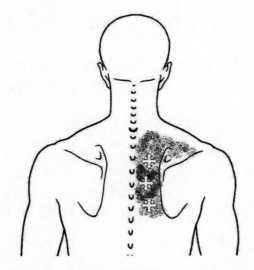

图 8-36　菱形肌扳机点及牵涉痛

二十五、三角肌

1. 起点：锁骨外 1/3、肩峰及肩胛冈。

2. 止点：肱骨三角肌粗隆。

3. 扳机点位置：

（1）三角肌前束扳机点：肌腹的上 1/3，盂肱关节的前方，肌束前缘（图 8-37）。

（2）三角肌后束扳机点：肌腹的下 1/2，肌束的后缘（图 8-38）。

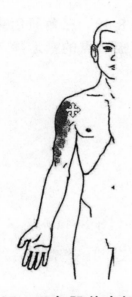 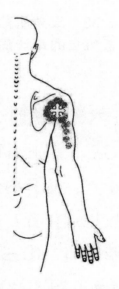

图 8-37　三角肌前束扳机点　　图 8-38　三角肌后束扳机点
　　　　 及牵涉痛　　　　　　　　　　　　 及牵涉痛

4. 牵涉痛：

（1）三角肌前束扳机点：三角肌的前外方及上臂（图 8-39）。

（2）三角肌后束扳机点：三角肌的后外方及上臂（图 8-40）。

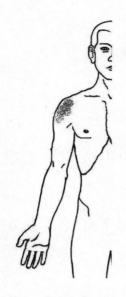

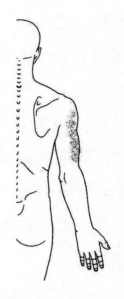

图 8-39　三角肌前束
扳机点的牵涉痛

图 8-40　三角肌后束
扳机点的牵涉痛

二十六、喙肱肌

1. 起点：肩胛骨喙突。

2. 止点：肱骨内侧缘的中部。

3. 扳机点位置：在腋窝前上方（图 8-41）。

4. 牵涉痛：①三角肌的前方；②上臂背面、前臂背
面至手背面（图 8-42）。

二十七、肱二头肌

1. 起点：

（1）长头：肩胛骨关节盂上方。

（2）短头：肩胛骨喙突。

2. 止点：桡骨粗隆。

3. 扳机点位置：肱二头肌远端（图 8-43）。

4. 牵涉痛：①三角肌的前方；②上臂前方；③肘关节的内侧（图 8-44）。

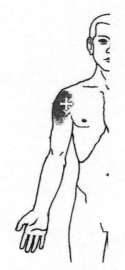

图 8-41　喙肱肌
扳机点及牵涉痛

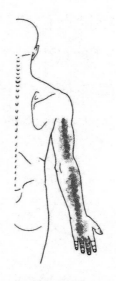

图 8-42　喙肱肌扳机点的
牵涉痛

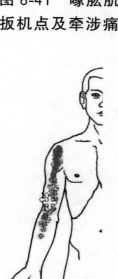

图 8-43　肱二头肌
扳机点及牵涉痛

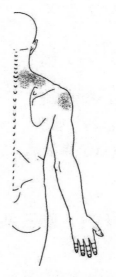

图 8-44　肱二头肌扳机点的
牵涉痛

二十八、肱肌

1. 起点：肱骨体下半前面。

2. 止点：尺骨粗隆。

3. 扳机点位置：①上臂前面，肘关节上方；②肱肌肌腹的上段（图8-45）。

4. 牵涉痛：①第1腕掌关节的背面和拇指基底部的背面；②肘关节的前面（图8-46）。

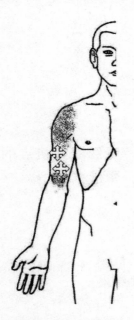

图 8-45　肱肌
扳机点及牵涉痛

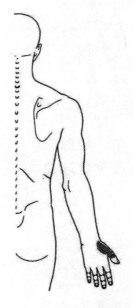

图 8-46　肱肌扳机点的
牵涉痛

二十九、肱三头肌

1. 起点：

（1）长头：肩胛骨盂下结节。

（2）外侧头：肱骨背面的近端。

（3）内侧头：肱骨背面的远端。

2. 止点：尺骨鹰嘴。

3. 扳机点位置：①肱三头肌长头与大圆肌交界处远端的长头内（图 8-47）；②肱三头肌内侧头的外缘，肱骨外上髁上方；③肱三头肌外侧头的外缘，在上臂中段（图 8-48）；④肱三头肌内侧头，在尺骨鹰嘴正上方；⑤肱三头肌内侧头的内缘，肱骨内上髁（图 8-49）。

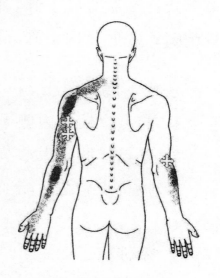

图 8-47　肱三头肌扳机点及牵涉痛

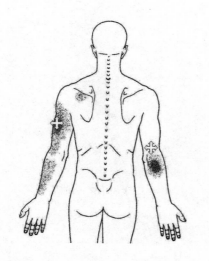

图 8-48　肱三头肌扳机点及牵涉痛

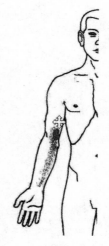

图 8-49　肱三头肌扳机点及牵涉痛

4. 牵涉痛：①上臂背面，肩部至颈部的背面，前臂至手背；②肱骨外上髁，前臂桡侧；③上肢的背面；④尺骨鹰嘴；⑤肱骨内上髁，前臂内侧至环指、小指的掌面。

三十、胸大肌

1. 起点：锁骨内侧半、胸骨、第1～6肋软骨。

2. 止点：肱骨大结节嵴。

3. 扳机点位置：分布于整个肌肉，更多的是位于腋窝旁。

4. 牵涉痛：

（1）锁骨部的扳机点：三角肌前区、锁骨（图8-50）。

（2）胸肋部外侧扳机点：胸前、上臂内侧、内上髁、前臂掌侧（图8-51）。

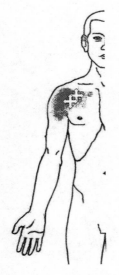

图 8-50 胸大肌
扳机点及牵涉痛

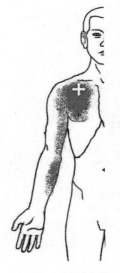

图 8-51 胸大肌
扳机点及牵涉痛

（3）手尺侧缘：中指至小指的掌侧面。

（4）胸肋部中间扳机点：胸骨（没有超过正中线）和胸部边缘区域（图 8-52）。

（5）胸肋部下部扳机点：前胸，乳头区尤其敏感（图 8-53）。

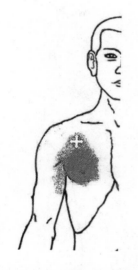

图 8-52　胸大肌扳机
点及牵涉痛

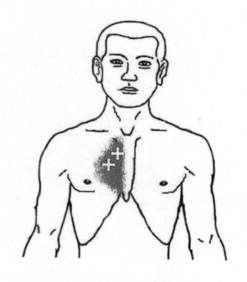

图 8-53　胸大肌扳机
点及牵涉痛

三十一、胸小肌

1. 起点：第 3～5 肋骨。

2. 止点：肩胛骨喙突。

3. 扳机点位置：①靠近第 4 肋骨的肌肉起点处（图 8-54）；②起自肩胛骨喙突的肌腱近末端与肌腹的移行处。

4. 牵涉痛：①胸部，上臂尺侧，肘部，前臂；②中指至小指的掌侧面；③牵涉痛模式与胸大肌极其相似。

三十二、锁骨下肌

1. 起点：第1肋（骨软骨交接处）。

2. 止点：锁骨中段1/3下缘。

3. 扳机点位置：近该肌止点（图8-55）。

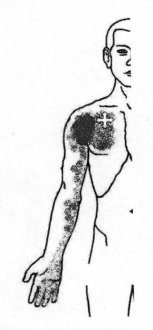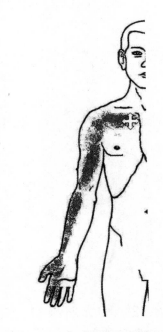

图 8-54　胸小肌扳机点 　　　　图 8-55　锁骨下肌扳机点
　　　　及牵涉痛 　　　　　　　　　　　及牵涉痛

4. 牵涉痛：①上臂和肩前侧区；②前臂桡侧；③拇指至中指的掌侧面和背侧面。

三十三、胸骨肌

1. 起点：在胸骨上区域，胸肌筋膜的单侧或双侧，或锁骨下肌筋膜。

2. 止点：止于第3～7肋软骨，胸大肌筋膜或腹直肌腱鞘。

3. 扳机点位置：位于整个肌腹，大部分在胸骨的中部（图 8-56）。

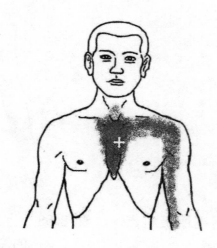

图 8-56　胸骨肌扳机点及牵涉痛

4. 牵涉痛：①整个胸骨可能包括胸骨下区域；②上胸部；③上臂掌侧和肘部。

三十四、上后锯肌

1. 起点：第 7 颈椎至第 2 胸椎的棘突和棘上韧带。

2. 止点：第 2～5 肋骨外侧。

3. 扳机点位置：中立位躯干背侧，冈上窝水平，靠近肩胛冈（图 8-57）。

4. 牵涉痛：①肩胛骨上半部的深面；②三角肌背侧区域；③上臂背侧；④前臂尺侧；⑤肘后侧；⑥手小指和小鱼际肌的掌侧和背侧面；胸部区域（图 8-58）。

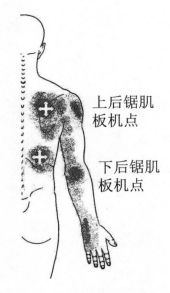
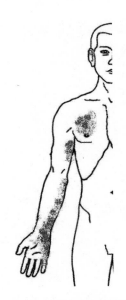

上后锯肌
板机点

下后锯肌
板机点

图 8-57　上、下后锯肌扳机点　　图 8-58　上后锯肌扳机点
　　　　　　及牵涉痛　　　　　　　　　　　　的牵涉痛

三十五、下后锯肌

1. 起点：第 11 胸椎至第 2 腰椎的棘突和棘上韧带。

2. 止点：第 9～12 肋骨外侧面（后面）。

3. 扳机点位置：下后锯肌肌腹近止点处（图 8-57）。

4. 牵涉痛：低于肋骨周围肌肉区域。

三十六、前锯肌

1. 起点：第 1～9 肋骨。

2. 止点：肩胛骨的内侧缘。

3. 扳机点位置：在肌肉的第 5 肋骨或第 6 肋骨起点处，接近腋中线（图 8-59 至图 8-61）。

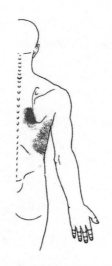

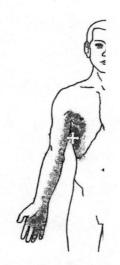

图 8-59　前锯肌扳机点
及牵涉痛

图 8-60　前锯肌扳机点
及牵涉痛

4. 牵涉痛：①胸部正中区域的前外侧；②肩胛下角的内侧；③上臂和前臂的内侧；④环指和小指。

三十七、竖脊肌

（一）髂肋肌

1. 起点：骶骨、髂嵴、腰椎棘突、胸腰筋膜、肋角。

2. 止点：颈椎横突的上缘和下缘，胸腰区域的肋角。

（二）最长肌

1. 起点：横突、髂骨、髂嵴。

2. 止点：横突，位于肌肉起点的上端；乳状突，第

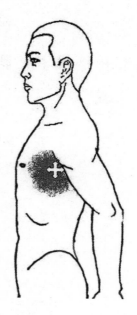

图 8-61　前锯肌
扳机点及牵涉痛

2～12肋的肋角和肋结节。

（三）棘肌

1. 起点：脊柱棘突。

2. 止点：位于肌肉起点处上方的6个椎骨棘突。

竖脊肌扳机点分布于整个竖脊肌（图8-62至图8-64）。

竖脊肌牵涉痛：

（1）髂肋肌扳机点，胸中间区域：向上至肩和侧胸壁；胸下部区域：向上至肩胛骨，向前至上腹部和腰椎上；腰部，向下至臀中区域。

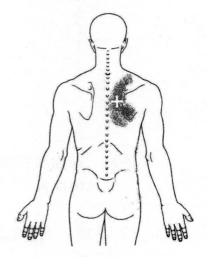

图 8-62　棘肌扳机点及牵涉痛

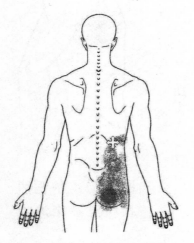

图 8-63　棘肌扳机点及牵涉痛

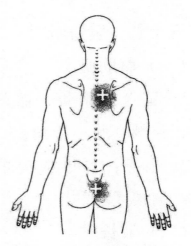

图 8-64　竖脊肌扳机点及牵涉痛

（2）最长肌扳机点：至臀部和骶髂关节区。

（3）棘肌扳机点：在扳机点周围。

三十八、腹部肌

（一）腹直肌

1. 起点：耻骨嵴（耻骨联合）。

2. 止点：胸骨剑突，第 5～7 肋软骨。

（二）腹内斜肌

1. 起点：胸腰筋膜、髂嵴、腹股沟韧带。

2. 止点：腹白线。

（三）腹外斜肌

1. 起点：第 5～12 肋骨外侧。

2. 止点：腹白线、髂嵴、腹股沟韧带。

（四）腹横肌

1. 起点：下第 6 肋软骨内面、胸腰筋膜、腹股沟韧带。

2. 止点：腹白线。

（五）锥状肌

1. 起点：耻骨嵴，腹直肌止点的前面。

2. 止点：白线远端。

腹部肌的扳机点位置：分布于整个腹部肌肉组织（图 8-65 至图 8-69）。

腹部肌的牵涉痛：大多数牵涉痛在扳机点周围，并会引起内脏症状，如恶心、呕吐、腹痛；或生殖系统症状，如腹股沟和睾丸（阴唇）疼痛、痛经等。

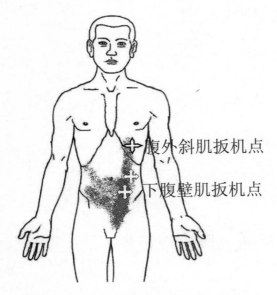

图 8-65　腹肌扳机点及牵涉痛

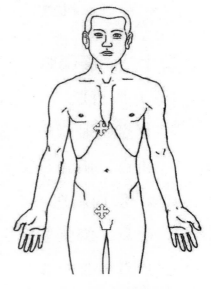

图 8-66　腹直肌扳机点

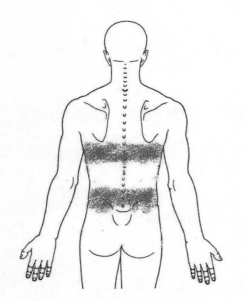

图 8-67　腹直肌扳机点
及牵涉痛

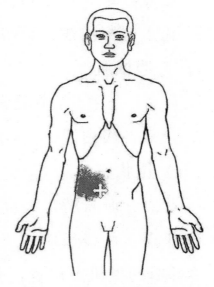

图 8-68　腹直肌扳机点
及牵涉痛

（1）外腹部扳机点，肋骨部分："心痛"；类似于食管裂孔疝症状；上腹疼痛，延伸腹部其他区域。

（2）下腹壁扳机点：腹股沟和睾丸（阴唇）疼痛；腹部的其他部分。

（3）耻骨上缘和腹股沟韧带外侧1/2的扳机点（腹直肌和腹横肌）：疼痛在膀胱区的膀胱痉挛反应点；腹股沟疼痛；尿潴留。

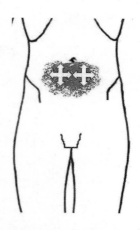

图 8-69　腹直肌扳机点及牵涉痛

（4）腹横肌扳机点：肋骨止点上方，上腹部，胸骨下角区域。

（5）腹直肌扳机点：脐以上，疼痛带位于背部，胸腰部交界处水平。

（6）腹直肌扳机点：肌肉外侧缘平脐部，腹部痉挛和绞样痛。

（7）腹直肌扳机点：脐以下，痛经；疼痛带位于骶骨水平。

（8）锥状肌扳机点：位于耻骨联合和脐之间，接近中心线。

三十九、腰方肌

1. 起点：髂嵴。

2. 止点：第 1～4 腰椎横突及第 12 肋骨。

3. 扳机点位置：浅层扳机点在该肌的外侧，位于第 12

肋骨下或髂嵴上方（图 8-70、图 8-71）；深层扳机点位于髂嵴上方与第 4、5 腰椎横突间或第 3 腰椎横突处（图 8-72）。

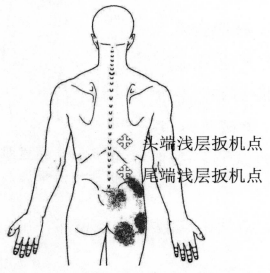

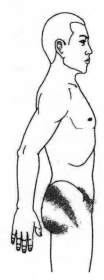

图 8-70　腰方肌扳机点及牵涉痛

图 8-71　腰方肌扳机点的牵涉痛

4. 牵涉痛：沿着髂嵴，有时牵涉到腹股沟或下腹外侧；环绕大转子，部分牵涉到大腿外侧；骶髂关节区域；臀部。

四十、髂腰肌

（一）髂肌

1. 起点：髂窝。

2. 止点：股骨小转子。

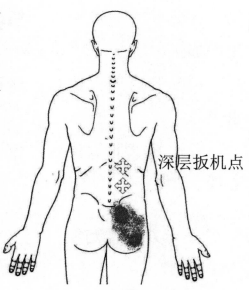

图 8-72　腰方肌扳机点及牵涉痛

（二）腰大肌

1. 起点：第 12 胸椎、第 1～5 腰椎横突。

2. 止点：股骨小转子。

（三）腰小肌

1. 起点：第 12 胸椎至第 1 腰椎。

2. 止点：髂骨筋膜。

髂腰肌扳机点位置：①股三角外侧缘（图 8-73、图 8-74）②髂前上棘；③脐下，腹直肌的外侧。

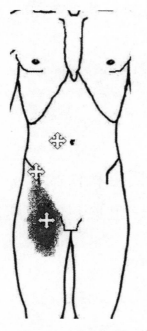 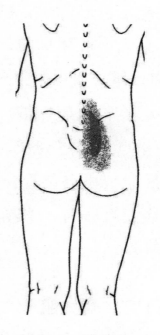

图 8-73　髂腰肌
扳机点及牵涉痛

图 8-74　髂腰肌
扳机点的牵涉痛

髂腰肌牵涉痛：①在腰椎同侧，沿脊柱到骶髂关节，再到臀部的中、上部；②腹股沟和大腿的前内侧。

四十一、盆底肌

（一）闭孔内肌

1. 起点：闭孔内膜及附近骨面。

2. 止点：转子窝。

（二）肛门外括约肌

1. 起点：肛门内括约肌。

2. 止点：肛周皮下组织、浅表组织和深部结缔组织。

（三）肛提肌

1. 起点：耻骨后，肛提肌腱弓，坐骨结节。

2. 止点：肛尾韧带，会阴中心腱。

（四）尾骨肌

1. 起点：骶棘韧带，坐骨结节。

2. 止点：肛尾韧带，尾骨。

盆底肌扳机点位置：直肠、阴道和骨盆底。

盆底肌牵涉痛：①骶尾部；②肛区；③大腿后侧（图 8-75、图 8-76）。

四十二、臀大肌

1. 起点：髂骨外面和骶骨背面。

2. 止点：股骨粗隆，髂胫束。

3. 扳机点位置：①臀裂上端，接近该肌在骶骨的止点处（图 8-77）；②坐骨结节；③臀大肌尾侧缘中部臀大肌（图 8-78）。

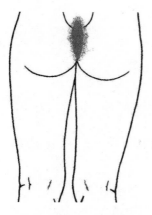

图 8-75　盆底肌
扳机点的牵涉痛

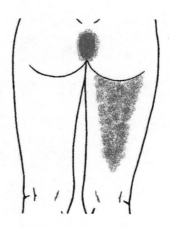

图 8-76　盆底肌
扳机点的牵涉痛

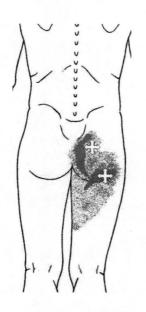

图 8-77　臀大肌
扳机点及牵涉痛

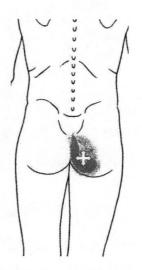

图 8-78　臀大肌
扳机点及牵涉痛

4. 牵涉痛：①自骶髂关节开始沿臀裂至尾骨与大腿根部后方；②牵涉到臀大肌全部，重点是骶尾部、髂嵴下外侧区；③尾骨及该肌尾侧中部。

四十三、臀中肌

1. 起点：髂骨外面。

2. 止点：股骨大转子。

3. 扳机点位置：①髂嵴下方和骶髂关节附近（图 8-79）；②髂嵴中点处；③髂前上棘的背侧（图 8-80）。

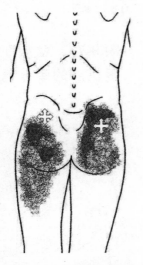

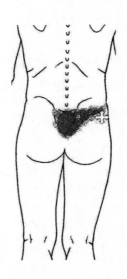

图 8-79　臀中肌
扳机点及牵涉痛

图 8-80　臀中肌
扳机点及牵涉痛

4. 牵涉痛：①疼痛从髂嵴后方经骶髂关节和骶骨放射至整个臀部；②疼痛从臀部中外侧放射至大腿侧后方；疼痛沿髂嵴和下腰部放射至骶骨。

四十四、臀小肌

1. 起点：髂骨外面。

2. 止点：股骨大转子。

3. 扳机点位置：

（1）前扳机点：在髂前上棘处，稍低于髂嵴靠近臀中肌。

（2）后扳机点：整个臀小肌中均可找到（图 8-81、图 8-82）。

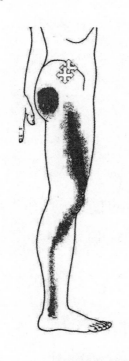

**图 8-81　臀小肌扳机点
及牵涉痛**

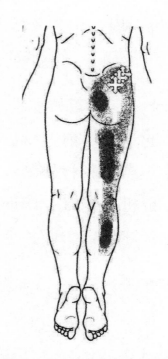

**图 8-82　臀小肌扳机点
及牵涉痛**

4. 牵涉痛：

（1）前扳机点：疼痛放射至臀部下外侧、大腿外侧、膝部和小腿外侧。

（2）后扳机点：遍及整个臀部，尤其是尾骨中部，直到大腿、膝及小腿近端 1/3 的后面。

四十五、梨状肌

1. 起点：骶骨盆面。

2. 止点：股骨大转子。

3. 扳机点位置：髂后上棘和尾骨尖连线，在这线上距髂后上棘2cm处，再做与股骨大转子的连线。将这条线平分3份，内、中1/3交界处为扳机点（图8-83）。

4. 牵涉痛：①骶髂关节；②臀部；③大腿后1/3。

四十六、阔筋膜张肌

1. 起点：髂前上棘。

2. 止点：胫骨外侧髁。

3. 扳机点位置：阔筋膜张肌近端的前缘（图8-84）。

4. 牵涉痛：①髋关节；②大腿前外侧及膝关节外侧。

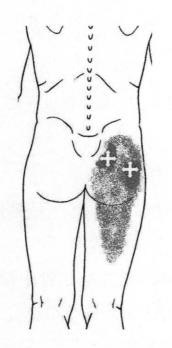

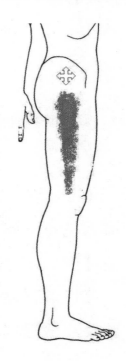

图 8-83　梨状肌扳机点
及牵涉痛

图 8-84　梨状肌扳机点
及牵涉痛

四十七、缝匠肌

1. 起点：髂前上棘。

2. 止点：胫骨上端内侧面。

3. 扳机点位置：缝匠肌的起点、止点之间（图 8-85 至图 8-88）。

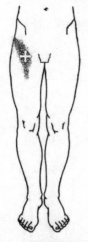

图 8-85　缝匠肌扳机点
及牵涉痛

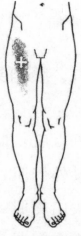

图 8-86　缝匠肌扳机点
及牵涉痛

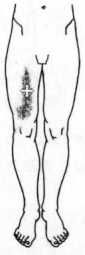

图 8-87　缝匠肌扳机点
及牵涉痛

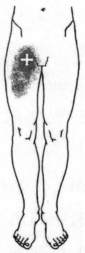

图 8-88　缝匠肌扳机点
及牵涉痛

4. 牵涉痛：大腿的前内侧。

四十八、耻骨肌

1. 起点：耻骨支及坐骨支前面。

2. 止点：股骨嵴。

3. 扳机点位置：耻骨支上面的远端。

4. 牵涉痛：腹股沟韧带下方的深部疼痛。

四十九、股四头肌

1. 起点：

（1）股直肌：髂前下棘。

（2）股外侧肌：股骨粗线。

（3）股内侧肌：股骨粗线。

（4）股中间肌：股骨前面。

2. 止点：胫骨粗隆。

3. 扳机点位置：

（1）股直肌扳机点：髂前
下棘（图 8-89）。

（2）股内侧肌扳机点：股
内侧肌肌腹内，大腿中部及髌
骨上方（图 8-90、图 8-91）。

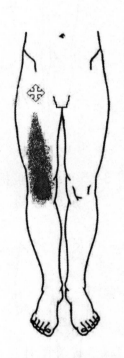

图 8-89　股直肌
扳机点及牵涉痛

（3）股中间肌扳机点：股中间肌肌腹内（图 8-92）。

（4）股外侧肌扳机点：股外侧肌肌腹内（图 8-93 至
图 8-97）。

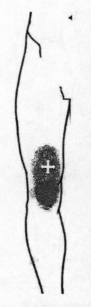

图 8-90　股内侧肌扳机点
　　　　　及牵涉痛

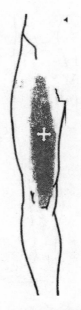

图 8-91　股内侧肌扳机点
　　　　　及牵涉痛

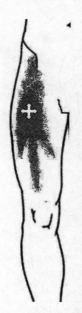

图 8-92　股中间肌扳机点
　　　　　及牵涉痛

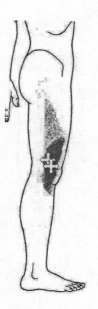

图 8-93　股外侧肌扳机点
　　　　　及牵涉痛

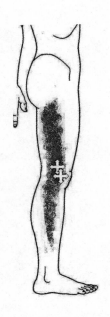

图 8-94　股外侧肌扳机点
　　　　　及牵涉痛

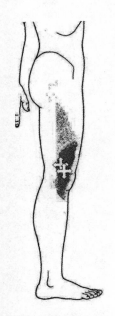

图 8-95　股外侧肌扳机点
　　　　　及牵涉痛

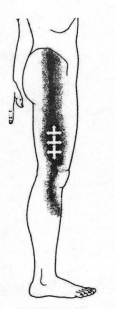

图 8-96　股外侧肌扳机点
　　　　　及牵涉痛

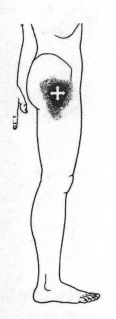

图 8-97　股外侧肌扳机点
　　　　　及牵涉痛

4. 牵涉痛：

（1）股直肌扳机点：膝关节、大腿中部。

（2）股内侧肌扳机点：膝、大腿。

（3）股中间肌扳机点：大腿前面。

（4）股外侧肌扳机点：大腿外侧和膝。

五十、股薄肌

1. 起点：耻骨支及坐骨支。

2. 止点：胫骨上端内侧面。

3. 扳机点位置：股薄肌肌腹中段（图 8-98）。

4. 牵涉痛：大腿内侧。

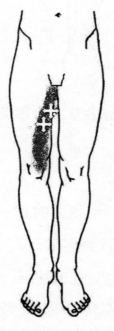

图 8-98　股薄肌扳机点及牵涉痛

五十一、长收肌

1. 起点：耻骨支及坐骨支前面。

2. 止点：股骨粗隆内缘（远端2/3）。

3. 扳机点位置：长收肌肌腹中段（图8-99）。

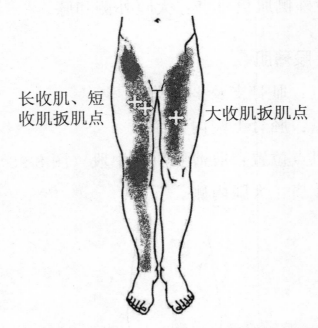

长收肌、短收肌扳肌点　　大收肌扳肌点

图8-99　长收肌、短收肌、大收肌扳机点及牵涉痛

五十二、短收肌

1. 起点：耻骨支及坐骨支前面。

2. 止点：股骨粗隆（近端2/3）。

3. 扳机点位置：短收肌的上段。

4. 牵涉痛：①腹股沟；②大腿内侧；③髌骨上方；④胫骨内缘。

五十三、大收肌

1. 起点：耻骨支及坐骨支前面。

2. 止点：股骨上端内侧。

3. 扳机点位置：①大收肌的中部；②坐骨和耻骨的起点附近。

4. 牵涉痛：①腹股沟下方，不到膝关节；②小骨盆内耻骨、阴道、直肠、膀胱或其他部位的弥散性疼痛。

五十四、股二头肌

1. 起点：坐骨结节，股骨粗隆侧缘中 1/3 段。

2. 止点：腓骨头顶端，股骨外上髁，膝外侧副韧带，胫骨外上髁。

3. 扳机点位置：大腿后外侧的中段（图 8-100）。

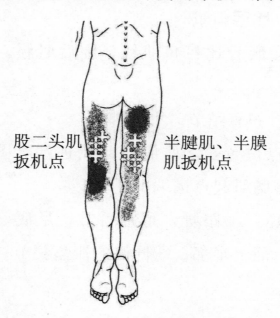

图 8-100　股二头肌扳机点及牵涉痛

4. 牵涉痛：①膝关节后方；②小腿近端的后外侧；③大腿后外侧。

五十五、半腱肌

1. 起点：坐骨结节。

2. 止点：胫骨上端内侧面。

五十六、半膜肌

1. 起点：坐骨结节。

2. 止点：胫骨内侧髁的后面。

半腱肌、半膜肌扳机点位置：大腿后内侧的中段。

半腱肌、半膜肌牵涉痛：①臀部的下段；②大腿的后内侧；③膝关节和小腿上段的后面。

五十七、比目鱼肌

1. 起点：胫骨比目鱼肌线，胫后肌膜，腓骨颈和腓后筋膜。

2. 止点：跟骨结节。

3. 扳机点位置：①腓肠肌起点远端（图 8-101）；②腓骨头；③腓肠肌起点远端上外侧。

4. 牵涉痛：①跟腱，足跟后方，足底，扳机点的附近；②小腿后面上半部；③同侧的骶髂关节。

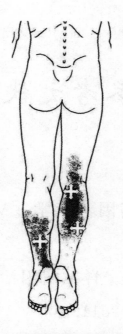

图 8-101　比目鱼肌扳机点及牵涉痛

参考文献

[1] 魏征. 脊椎病因治疗学 [M]. 香港：商务印书馆，1992.

[2] 段俊峰，魏征. 脊椎病因治疗学 [M]. 2 版. 北京：人民军医出版社，2011.

[3] 潘之清. 实用脊柱神经病学 [M]. 北京：中国科学技术出版社，2009.

[4] 董福慧. 临床脊柱相关疾病 [M]. 北京：人民卫生出版社，2009.

[5] 黄国松. 经筋病因治疗学 [M]. 台中：葆椿堂医疗教育机构，2010.

[6] 符仲华. 浮针疗法治疗疼痛手册 [M]. 北京：人民卫生出版社，2011.

[7] 李义凯. 脊柱推拿的基础与临床 [M]. 北京：军事医学出版社，2001.

[8] 孙国杰. 针灸学 [M]. 上海：上海科学技术出版社，2000.

[9] 苟亚博，黄国松. 脊椎手疗法大全（图解）[M].

北京：中国科学技术出版社，1998.

[10] 岑泽波. 中医伤科学 [M]. 上海：上海科学技术出版社，1991.

[11] 西国寺正幸. 图解骨盆矫正压揉法 [M]. 吴鹤山，译. 哈尔滨：黑龙江科学技术出版社，1987.

[12] 李万瑶. 经筋病针灸临床治疗方法探讨 [J]. 针灸临床杂志，2004，20（12）：2—4.

[13] 黄敬伟. 经筋疗法 [M]. 北京：中国中医药出版社，1996.

[14] 庞智晖，曾伟恒，张颖，等. 快速康复程序结合肌筋膜牵拉疗法促进全髋置换患者康复的临床研究 [J]. 中医正骨，2011，23：9—12.

[15] 钟士元. 脊柱相关疾病治疗学 [M]. 3版. 广州：广东科技出版社，2012.

[16] 田纪钧. 刃针微创治疗术 [M]. 北京：中国中医药出版社，2005.

[17] 曲绵域，于长隆. 实用运动医学 [M]. 北京：北京大学医学出版社，2003.

[18] 李义凯，叶淦湖. 中国脊柱推拿手法全书 [M]. 北京：军事医学科学出版社，2005.

[19] 包寒毅. 推拿流派中的一朵奇葩：宣氏压痛点强刺激推拿法 [J]. 按摩与导引，2009，25（8）：1—3.

[20] 肌筋膜疼痛与机能障碍激痛点手册 [M]. 官大

绅，总编译. 台北：合记书局，2004.

[21] 科学 & 艺术的脊椎矫正 [M]. 曹修悌，总编译. 台北：中华脊椎健康研究中心.

[22] 钟士元. 手法治疗髂腹股沟神经痛综合征 [J]. 按摩与导引，1991，(5)：19—21.

[23] 龙层花，钟士元，王廷臣. 骨盘旋移综合征 [J]. 颈腰痛杂志，2004，25 (3)：198—202.

[24] 孙树椿，孙之镐. 中医筋伤学 [M]. 2 版. 北京：人民卫生出版社，2011.

[25] 李定忠，李秀章. 中医经络探秘：上 [M]. 北京：解放军出版社，2003.

[26] 董福慧，郭振芳，张春美. 皮神经卡压综合征 [M]. 北京：北京科学技术出版社，2002.

[27] 李义凯. 软组织痛的基础与临床 [M]. 香港：世界医药出版社，2011.

[28] Freddy M. Kaltenborn. 脊椎基本评估与松动技术 [M]. 苏锦勤，编译. 张梅兰，总校译. 台北：合记图书出版社，2004.

[29] Freddy M. Kaltenborn. 关节徒手松动术：一 [M]. 何兆邦，苏锦勤，编译. 张梅兰，总校译. 台北：合记图书出版社，2006.

[30] 詹姆斯·H. 克莱，戴维·M. 庞兹. 基础临床按摩疗法：解剖学与治疗学的结合 [M]. 李德淳，赵哗，

王雪华，译. 天津：天津科技翻译出版公司，2004.

[31] Donald W. Scheumann, Kalyani Pyemkumar. 按摩相关的解剖学与生理学 ［M］. 徐健，李德淳，赵华，译. 天津：天津科技翻译出版公司，2006.

[32] Karen M.，Steele David R.，Essig-Beatty Zachary Comeaux William W.，et al. 骨病学徒手治疗 ［M］. 赵品喆，张嘉旆，等译. 台北：易利图书有限公司，2011.

[33] Philipp Richter. 肌肉链与扳机点：手法镇痛的新理念及其应用 ［M］. 赵学军，傅志俭，宋文阁，译. 济南：山东科学技术出版社，2011.

[34] Philip E. Greenman, D. O., F. A. A. O. 徒手复健医学 ［M］. 张蕴绮，谢任丰，陈威达，译. 台北：合记书局，2000.

[35] Thomas W. Myers. Myofascial Meridians for Manual and Movement Therapists. Edinburgh London ［M］. New York：Oxford，Philacelonia，St. Louis，Sydney，Toronto. Churchill Livingstone，2009.

[36] 瑞隆. 哈他瑜伽关键肌肉全解 ［M］. 蔡孟梅，常虹，译. 上海：上海锦绣文章出版社，2008.

[37] Conrad A. Speece, D. O., William Thomas Crow, D. O. Ligamentous Articular Strain ［M］. Seattle：Eastland Press，2007.

［38］Christa Lehnert-Schroth，P. T. Three-Dimensional Treatment for Scoliosis ［M］. The Martindale Press，2001.

［39］A. I. Kapandji. The Physiology of the Joints：Volume Three-The Spinal Column，Pelvic Girdle and Head ［M］. Churchill Livingstone，2008.

［40］A. I. Kapandji. The Physiology of the Joints：Volume One-The Upper Limb ［M］. Churchill Livingstone，2007.